Carmen Eckerstorfer

INTENSIVLEBEN

Begleitbuch für Angehörige auf
der Kinderintensivstation

Impressum

© 2025
TRAUNER Verlag + Buchservice GmbH
Köglstraße 14, A-4020 Linz

Lektorat/Produktmanagement: Dr.in Regina Jaschke
Korrektorat: Mag.a Bettina Trauner
Titelbild: stock.adobe.com
Foto Autorin: privat
Grafik und Gestaltung: Daniela Reiter, Michael Wenigwieser
Herstellung:
Vorarlberger Verlagsanstalt GmbH
Schwefel 81, 6850 Dornbirn

PRINTED IN AUSTRIA

ISBN: 978-3-99113-797-9

www.trauner.at

Wichtige Hinweise
Dieses Buch wurde nach dem aktuellen Wissensstand und aufgrund von fachlichen und persönlichen Erfahrungen erstellt. Weder der Verlag noch die Autorin übernehmen, ausdrücklich oder implizit, Gewähr für den Inhalt des Werkes, etwaige Fehler oder Äußerungen. Bei Fragen oder Unklarheiten wenden Sie sich bitte an Ihre Ärztin/Ihren Arzt.

INHALT

WARUM DIESES BUCH?

„Hallo, Schwester Carmen, ich bin heute für Ihr Kind zuständig.“ – So stelle ich mich nun schon seit fast 20 Jahren bei „meinen“ Eltern vor, wenn wir uns das erste Mal auf der PICU begegnen. Aber wie bin ich hierhergekommen und warum schreibe ich dieses Buch?

Schon als kleines Mädchen wollte ich immer Krankenschwester werden. Dass es mich nach meiner Berufsausbildung dann direkt auf die Kinderintensivstation verschlägt, konnte ich damals noch nicht ahnen, sehe ich jetzt aber als mein größtes berufliches Glück. „Wähle einen Beruf, den du liebst und du brauchst keinen Tag in deinem Leben mehr zu arbeiten.“ Dieser Satz von Konfuzius trifft voll und ganz auf mich zu.

Nach meiner ersten intensiven Einlernzeit mit Fokus auf die schwerkranken Kinder wurde mir rasch bewusst, dass mir auch das Wohlbefinden der betroffenen Eltern und Familien sehr am Herzen liegt. Die schwere Erkrankung meines Mannes und die Erfahrungen, die ich in dieser Zeit als Angehörige machen durfte, haben mich wachsen lassen und mir auch einen tieferen Einblick aus der Betroffenenperspektive ermöglicht. Durch zahlreiche Aus- und Weiterbildungen konnte ich meine Kompetenzen in der bedürfnisorientierten Begleitung und Betreuung von Familien auf der PICU (Pediatric Intensive Care Unit) erweitern. In der Zeit auf „meiner“ Station durfte ich viele interessante, spannende, schwere, intensive, beeindruckende und berührende Geschichten erleben. Auch wenn es manchmal belastend und herausfordernd ist und mich an meine Grenzen bringt, weiß ich doch: Ich bin hier richtig!

Die empathische Begegnung kann Betroffenen Sicherheit, Stabilität und Verständnis vermitteln und sie auf ihrem intensiven Weg in dieser Ausnahmesituation begleiten. Die Gespräche und Begegnungen mit betroffenen Eltern und Angehörigen sind auch für mich sehr wertvoll und ließen in mir den Wunsch reifen, dieses Buch zu schreiben. Leider gibt es im deutschsprachigen Raum kaum Literatur, die Eltern auf solch eine belastende Situation vorbereitet oder sie währenddessen begleitet. Ich möchte diese Lücke schließen. Es ist mir ein Anliegen und Herzenswunsch, einen Einblick in die Welt der Kinderintensivpflege und -medizin zu geben und so allen betroffenen Eltern, die sich aus welchen Gründen auch immer auf einer Kinderintensivstation wiederfinden, ganz konkrete Hilfestellungen für die unterschiedlichsten Situationen zu geben. In diesem Buch können sie nachlesen, wie sie die Zeit auf einer PICU bestmöglich zubringen und verarbeiten können.

> *Der Fokus auf der PICU liegt auf deinem erkrankten und betroffenen Kind – in diesem Buch liegt er ganz bewusst auf dir als betroffenem Elternteil!*

AN WEN RICHTET SICH DIESES BUCH?

- Ich schreibe dieses Buch für Eltern, die bereits vor der Geburt wissen, dass ihr Kind erkrankt ist und die sich auf die Intensivbetreuung vorbereiten möchten. Es kann ihnen Informationen liefern, Sicherheit vermitteln und so etwas ihre Angst reduzieren.
- Ich schreibe dieses Buch für Eltern, deren Kind aktuell auf der PICU betreut wird. Es kann ihnen viele wichtige Informationen geben und Unterstützung sein, um Situationen und Abläufe besser zu verstehen. Mein Ziel ist, sie aus der Position der überforderten, überrumpelten und ausgelieferten Besucher zu holen, sie handlungs- und entscheidungsfähig zu machen und sie zu informieren, damit sie gemeinsam mit dem behandelnden Team Entscheidungen treffen und aktiv an der Therapie und Genesung des Kindes teilnehmen können.
- Ich schreibe dieses Buch für Eltern, deren Kind auf einer PICU betreut wurde. Durch die Auseinandersetzung mit dieser intensiven Zeit können noch offene Fragen geklärt und Erlebnisse aufgearbeitet werden.
- Ich schreibe dieses Buch aber auch für alle mitbetroffenen und mitleidenden Angehörigen. Sie sind schockiert und wissen nicht, wie sie helfen können, obwohl sie das gerne tun würden. Mit diesem Buch möchte ich ihnen einen Einblick geben in die Erlebenswelt der Betroffenen und in Situationen, für die diese keine Worte finden. Ich möchte vorstellbar machen, was sich ihrer Vorstellung entzieht. So können sie Verständnis entwickeln für die Ängste, Sorgen und Bedürfnisse und besser verstehen, was diese Eltern und Kinder gerade erleben und welche Art von Unterstützung ihnen am meisten helfen könnte.

Dieses Buch beinhaltet Informationen über Untersuchungen, Eingriffe, Abläufe, Diagnosen, Zusammenarbeit, Rechte, Ethik, positive Entwicklungen, Rückschritte und Ausgänge. Es „bearbeitet" keine konkreten Krankheiten oder Verletzungen. Es ist allgemein gehalten und so aufgebaut, dass man einen Überblick von der Aufnahme auf der bis hin zur Entlassung von der Kinderintensivstation erhält. Es kann nicht auf individuelle Situationen eingehen, aber einen guten Einblick in die PICU geben und so die betroffenen Eltern unterstützen, ihre Erfahrungen und Erlebnisse einzuordnen und zu verarbeiten.

Manche Kapitel verunsichern eventuell zunächst, andere beschreiben vielleicht genau die aktuelle Situation, für manche ist man womöglich noch nicht bereit, andere überraschen. Die chronologische Ordnung spiegelt natürlich nicht immer die Realität wider (ein PICU-Aufenthalt hält sich kaum an Regeln, Vorgaben oder Zeitangaben), sondern dient lediglich der Strukturierung und dem besseren Überblick. Man kann das Buch in einem Zug durchlesen oder sich einzelne hilfreiche Kapitel herauspicken. Diese sollen als Bereiche verstanden werden, die man „betreten" kann, wenn es die aktuelle Situation erfordert.

Nimm dir bitte nur das heraus, was hilfreich und zutreffend für dich ist. Entscheide immer selbst für dich und schau darauf, was dir guttut.

GLIEDERUNG DES BUCHES

Um alle Vorgänge und Abläufe besser verstehen zu können, habe ich der chronologischen Abfolge den Teil IntensivStation vorangestellt, in dem ich den allgemeinen Stationsablauf erkläre, über Geräte, Maschinen, Untersuchungen und Therapien informiere und die verschiedenen involvierten medizinischen Berufsgruppen vorstelle.

Der Teil IntensivAufnahme beschäftigt sich mit möglichen Ursachen für die Aufnahme auf der PICU. Im Teil IntensivZeit gehe ich auf die unterschiedlichsten Szenarien und Situation während des Intensivaufenthaltes ein und gebe Tipps, wie man damit umgehen kann. Der Teil IntensivAusgang beschäftigt sich mit verschiedenen Möglichkeiten, wie und in welchem Zustand ein Kind die PICU verlassen kann.

In den einzelnen Kapiteln gehe ich auf die verschiedenen Abläufe ein und gebe Informationen über Diagnosen, Eingriffe, Medikamente und Geräte. Außerdem versuche ich näherzubringen, welche Reaktionen, Emotionen und Verhaltensweisen bei den betroffenen Eltern und Angehörigen in dieser Ausnahmesituation ganz normal sind. Ich erkläre die Auswirkungen eines Schocks und wie man möglichst gut damit umgeht. Weiters zeige ich Methoden und Strategien auf, die bei der Bewältigung der Situation helfen können und schreibe über Selbstfürsorge und den Umgang mit Geschwisterkindern. Das Buch soll auch konkrete Hilfe bieten, über schwere Entscheidungen nachzudenken, neue Behandlungsmethoden zu überdenken, aber auch auf die Möglichkeit des Todes vorbereiten. Beispiele aus meinem Pflegealltag geben einen praxisorientierten Einblick. Alle Namen sind frei erfunden und die Situationen verändert.

Aus Gründen der besseren Lesbarkeit wird im Fließtext auf die gleichzeitige Verwendung männlicher und weiblicher Sprachformen verzichtet. Gerade in schwierigen, stressigen Situationen sollte nicht durch komplizierte Sprache verwirrt werden. Natürlich gelten sämtliche Personenbezeichnungen für alle Geschlechter! Wichtig ist für mich, als MENSCH IN MEINER GANZHEIT mit all meinen Facetten wahrgenommen zu werden und alles leben zu dürfen und dass wir uns alle – er und sie, du und Sie, ich und wir – dabei unterstützen und fördern. Jeder Einzelne von uns – ob Mann oder Frau, Kind oder Greis – leistet einen wichtigen Beitrag in dieser Welt und GEMEINSAM können wir Großartiges zustande bringen!

Ich möchte an dieser Stelle außerdem allen Eltern und betroffenen Angehörigen von schwerkranken Kindern, die ich bisher kennenlernen durfte, DANKE sagen. Danke für den wertvollen Austausch, für den Mut, sich zu öffnen und dass auch ich durch diese Begegnung wachsen durfte! Durch die gemeinsamen Gespräche habe ich erkannt, wie wichtig es mir ist, dieses Buch für die betroffenen Familien zu schreiben.

Carmen Eckerstorfer

TEIL I

INTENSIVSTATION

> *Eine schwere Erkrankung oder ein Unfall deines Kindes trifft dich meist unvorbereitet und unvermittelt. Das trifft dich im Innersten und erschüttert dich nachhaltig.*

Die Bandbreite an Erkrankungen und Unfällen, die ein Kind ereilen können, ist unermesslich und doch wachsen die meisten Kinder danach zu gesunden und kräftigen Erwachsenen heran. In den seltenen Fällen, in denen es das Schicksal nicht so gut meint, gibt es die hoch entwickelte Medizin, die – z. B. auf einer Kinderintensivstation – unterstützend, helfend, rettend, beschützend und heilend einspringen kann.

Schwere Erkrankungen oder Unfälle bedeuten aber auch einen physischen, mentalen und emotionalen Marathon für die betroffenen Eltern. Umso wichtiger ist es, wie bei einem Langstreckenlauf, im Fall einer solchen Herausforderung gut gerüstet zu sein.

> *Du kannst dich auf die Intensivstation „vorbereiten“, um damit umgehen zu können. Einer dieser Wege ist, zu verstehen, wie eine Kinderintensivstation funktioniert, wie sich der Tagesablauf gestaltet, zu sehen, was hier passiert, wie und warum was geschieht und wer hier arbeitet.*

Nicht alle PICUs sind gleich, manche sind auf bestimmte Bereiche spezialisiert, andere wiederum können sehr viele Krankheiten versorgen. Jede Station hat ihren eigenen Ablauf, ihre eigene Struktur und vor allem auch ihr eigenes Personal, das zusammenspielt. Auch wenn jede PICU individuell geführt wird, haben alle doch sehr viel gemein.

> *In diesem Kapitel werde ich dir einen Einblick in eine typische PICU geben, Abläufe, Geräte, Überwachungsparameter, Zugänge, Medikamente und Untersuchungen erklären. Mit diesem Wissen kannst du dich auf „deiner“ PICU leichter einfinden und rascher einen Überblick erhalten. Das kann dir Sicherheit – und damit auch Kraft und Zuversicht – geben.*

WAS IST DIE PICU?

PICU = Pediatric Intensive Care Unit, Kinderintensivstation

Die Kinderintensivmedizin ist eine vergleichsweise junge Disziplin, die sich erst in den letzten 20 Jahren etabliert und seither rasant entwickelt hat. Früher wurden kritisch kranke und verletzte Kinder auf normalen Intensivstationen für Erwachsene versorgt. Mit der Zeit ergab sich durch das Zusammenlegen der betroffenen Kinder ein eigener Intensivbereich, da dem betreuenden Personal bewusst wurde, dass kritisch kranke Kinder und deren Eltern ganz besondere Bedürfnisse haben und sie eine spezielle Betreuung und Begleitung benötigen. Kinder sind keine kleinen Erwachsenen und Eltern sind nicht „nur" Besucher der Patienten – Kinder und Eltern sind als eine Einheit zu betrachten.

Aus dieser Erkenntnis entwickelte sich der Spezialbereich der Kinderintensivstation (PICU). Das medizinische Personal lernte, auf die speziellen Bedürfnisse von kritisch kranken Kindern und deren Eltern einzugehen und auch die medizinische und technische Versorgung in diesem Bereich voranzutreiben. In den letzten zehn bis 20 Jahren war diese Entwicklung enorm. Mit dem heutigen Wissen und dem technischen Fortschritt können Erkrankungen therapiert und geheilt, lebensrettende und lebensverlängernde Eingriffe vorgenommen und sogar fehlende Organfunktionen maschinell übernommen werden.

Trotz des Fortschritts und der technischen Hilfsmittel darf jedoch nicht vergessen werden, dass es sich hier um Menschen handelt. Dies wirft einerseits ethische Fragen auf – nicht alles, was getan werden kann, muss auch getan werden –, andererseits sind Ärzte bzw. das betreuende Team manchmal auch trotz der Maschinen, Geräte und Medikamente machtlos.

Die Technik, das Zusammenspiel all der eingesetzten Geräte, Medikamente und Therapien kann für Eltern sehr verwirrend, beängstigend und bedrohlich wirken. Zusätzlich verunsichernd wirken kann der Umstand, dass auch das medizinische Personal manchmal nicht vorhersagen kann, in welche Richtung sich die Situation entwickeln wird. Dieses Gefühl zwischen Hoffnung und Bangen, zwischen Leben und Tod zu hängen, ist für Eltern unbeschreiblich belastend. Man sieht in keinen Patienten hinein, Therapien und Medikamente wirken nebeneinander, aufeinander, gegeneinander, Hilfe für ein Organ kann

Belastungen und negative Wirkungen für ein anderes mit sich bringen. Oft müssen Vor- und Nachteile abgewogen, Risiken eingegangen und Nebenwirkungen in Kauf genommen werden.

Meist haben die Ärzte genügend Zeit, Vor- und Nachteile abzuwägen, Therapien und Therapieoptionen zu besprechen, doch hin und wieder ist es auch ein Wettlauf gegen die Zeit. Manchmal geschieht so vieles gleichzeitig, dass man rückblickend nicht mehr sagen kann, was in welcher Reihenfolge geschehen ist.

Der Zustand von kritisch kranken Kindern kann sich sehr rasch verändern und darauf muss dann sofort reagiert werden. Manche Eltern empfinden dieses „Schnelllebige", das „Sprunghafte", Nicht-Kontinuierliche und die häufig wechselnden Therapien als chaotisch und sehr belastend. Mit dieser Angst, Hilflosigkeit und Unsicherheit umzugehen, ist neben der Angst um das Leben des eigenen Kindes eine der größten Herausforderungen für PICU-Eltern. Doch die Eltern wachsen meist rasch in diese Situation hinein, kennen sich zunehmend besser aus und lernen, mit Unsicherheit und traumatisierenden Umständen umzugehen. Wie? Indem sie nachfragen und Informationen verlangen. Leider gibt es aber auf sehr viele Fragen keine raschen Antworten, erst die Zeit wird diese bringen.

Ein krankes Kind zu haben, ganz besonders wenn es kritisch krank ist, kann Stress und Angst auslösen. Du fühlst dich frustriert, verwirrt, ängstlich, überfordert oder alles zusammen. Es kann sein, dass du, obwohl alle Ärzte und Pflegepersonen gute Absichten haben, nicht verstehst, was gerade wirklich mit deinem Kind passiert. Jeder Alarm der zahlreichen Monitore und Maschinen fährt dir durch Mark und Bein. Durch all die Belastungen und den Stress in dieser Ausnahmesituation können schon die kleinsten Kleinigkeiten massive Unsicherheit, Angst und Panik auslösen. Es ist ein furchtbares Gefühl, aber sei dir sicher, du bist nicht allein.

Die pädiatrische Intensivstation ist der Bereich im Krankenhaus, der kranke Kinder mit der Versorgung auf höchstem Level betreut. Sie unterscheidet sich von anderen Stationen insofern, dass eine intensive Pflege und kontinuierliche Überwachung der Vitalparameter gegeben ist. Hier können Therapien angeboten werden, die in anderen Bereichen nicht durchgeführt werden können, wie z. B. Beatmung oder kreislaufunterstützende Medikamente, die nur unter ständiger Beobachtung verabreicht werden dürfen.

Da Kinder deutlich seltener als Erwachsene an lebensbedrohlichen Erkrankungen leiden, gibt es nur in wenigen medizinischen Zentren Österreichs eine eigene Intensivstation für Kinder, die keine Neugeborenen mehr sind. Auch die Zahl der in diesem Bereich tätigen und qualifizierten Ärzte und Pflegepersonen ist vergleichsweise klein, insbesondere wenn es sich um technisch aufwändige Behandlungsmethoden wie Organersatzverfahren, Transplantationen und schwierige Eingriffe handelt.

Um Kinder kompetent intensivmedizinisch betreuen zu können, benötigen Ärzte und Pflegepersonen nach ihrer Ausbildung mehrere Jahre Berufserfahrung, eine festgelegte und begleitete Einschulungszeit sowie spezielle Fachweiterbildungen mit abschließenden Prüfungen. Selbst für sehr erfahrene Mitarbeiter gibt es auch im Anschluss an die lange Ausbildungszeit immer wieder neue und herausfordernde Situationen, die sie fachlich und menschlich an ihre Grenzen bringen.

WER KOMMT AUF DIE PICU?

Jedes Kind, von der Geburt bis zum 18. Lebensjahr (und in Ausnahmefällen älter), das kritisch oder lebensbedrohlich krank ist, wird auf eine PICU verlegt oder direkt dort aufgenommen. Das betrifft Kinder von unter zwei Kilogramm, gerade mal eine Handvoll, bis hin zu fast 20-jährigen „ausgewachsenen Männern und Frauen“ – mit unterschiedlichsten Diagnosen von Knochenbrüchen und Standardoperationen bis hin zu seltenen Erkrankungen mit unbekannten Ursachen. Bedrohliche Erkrankungen oder Verletzungen können sein: angeborene Fehlbildungen, schwere Atemprobleme, schwere Infektionen, Herz- und Kreislaufprobleme, Stoffwechselentgleisungen, schwere chronische Erkrankungen, Verbrennungen und Verbrühungen, schwere Tumorerkrankungen, Vergiftungen, schwere Verletzungen nach Unfällen oder Ertrinkungsunfälle. Manche Kinder sind anfangs stabil genug, um auf einer Normalstation versorgt zu werden, verschlechtern sich jedoch und müssen dann auf der Intensivstation aufgenommen werden. Andere Kinder müssen nach geplanten Operationen einige Stunden bis Tage intensiv überwacht und versorgt werden.

Und manche Kinder kommen nach schweren Unfällen oder lebensbedrohlichen Erkrankungen direkt auf die PICU.

Wie lange dein Kind auf der PICU versorgt werden muss, hängt immer von der jeweiligen Situation ab – dies kann von wenigen Stunden bis zu einigen Monaten dauern.

WER ARBEITET AUF DER PICU?

Pflegepersonen und Ärzte auf der PICU sind speziell ausgebildet, um eine kompetente und fachlich fundierte Versorgung der Kinder und ihrer Familien zu gewährleisten. Auf einer Intensivstation ist der Pflegeschlüssel anders berechnet als auf einer normalen Station, das heißt, es kümmern sich mehr Pflegepersonen um weniger Patienten. Je nach Krankenhauspolitik und Intensität kann dies unterschiedlich sein, meist versorgt eine Pflegeperson ein bis drei Kinder pro Schicht, die in den meisten Fällen zwölf Stunden dauert. So ist gewährleistet, dass mehr Zeit für die aufwendige medizinische Versorgung und Pflege und die Bedienung der Geräte zur Verfügung steht. Zusätzlich kann es vorkommen, dass Pflegepersonen, die gerade in diesem speziellen Bereich eingelernt werden, und auch Pflegestudenten mit den betreuenden Pflegepersonen mitarbeiten, um praktische Erfahrungen zu sammeln.

Es gibt meist Stationsärzte, die fix auf dieser Station arbeiten und für die medizinische Versorgung und Betreuung der Kinder zuständig sind. Sie betreuen Kinder mit den verschiedensten Diagnosen in enger Zusammenarbeit mit den jeweils zuständigen Fachärzten. Dies kann für Eltern anfangs sehr verwirrend sein, weil immer wieder unterschiedliche Ärzte ans Bett kommen und Informationen weitergeben oder erhalten wollen.

Nicht zu wissen, wer jemand ist, wie er heißt und was seine Aufgabe ist, kann sehr verwirrend und verunsichernd sein. Die meisten Menschen, denen du auf der PICU begegnest, stellen sich bei dir vor. Die Fülle an Informationen und

Eindrücken kann überfordernd und einschüchternd sein, du kannst dich kaum konzentrieren, geschweige denn Informationen speichern und verarbeiten. Frag immer wieder nach, wer bei deinem Kind was macht und mach dir eventuell auch Notizen. Schreibe dir auch deine Fragen auf, so musst du dir nicht alles merken und kannst bei Bedarf darauf zurückgreifen.

Medizinische Fachrichtungen und ihre Tätigkeitsbereiche

- Pädiatrie: Pädiater sind auf Kinder spezialisierte Ärzte. Meist wird eine Kinderintensivstation von Pädiatern oder Kinderanästhesisten geleitet.
- Anästhesie: Auf der PICU und im OP kümmert sich ein hoch spezialisiertes Team von erfahrenen Kinderanästhesisten, also Narkoseärzten, um das Wohl der Kinder.
- Chirurgie: Neben der allgemeinen Kinderchirurgie geht es hier um die Versorgung von Früh- und Neugeborenen, die Behandlung von angeborenen Fehlbildungen, die Versorgung nach Unfällen und die Bauch- und Tumorchirurgie.
  Die Kinderneurochirurgie übernimmt die Versorgung angeborener Fehlbildungen des Nervensystems und die operative Behandlung kindlicher Hirntumore und Wirbelsäulenverletzungen.
  Die Kinderkardiochirurgie gewährleistet die Versorgung und Behandlung von angeborenen und erworbenen Fehlbildungen und Erkrankungen des Herz- und Kreislaufsystems.
- Kardiologie: Die Kinderkardiologie beschäftigt sich mit der Diagnose und Therapie der Erkrankungen des Herzens und des Kreislaufsystems. Kardiologie und Intensivmedizin überschneiden sich häufig, wie z. B. bei der Betreuung von Kindern nach Herzkatheteruntersuchungen, Herzoperationen oder bei schwer verlaufenden Herzmuskelentzündungen.
- Interne: Internisten sind Ärzte, die sich mit dem „Inneren" des Körpers beschäftigen, mit Organsystemen, Hormonen und dem Stoffwechsel. Im Bereich der Internen gibt es viele verschiedene Spezialisierungen: Die Neurologie beschäftigt sich mit dem Gehirn und dem Nervensystem, die Gastroenterologie

mit dem Magen-Darm-Trakt und den dazugehörigen Organen, die Nephrologie mit den Nieren, die Hämatologie mit dem Blutsystem und die Onkologie mit Tumorerkrankungen, um nur einige Bereiche zu nennen.
- **Neonatologie:** Neonatologen sind auf früh- und neugeborene Kinder spezialisierte Ärzte.

Neben all den verschiedenen Pflegepersonen und Ärzten aus den verschiedensten Disziplinen gibt es noch weitere Therapeuten, die für die Betreuung der Kinder zuständig sind.

Therapeuten und ihre Aufgaben

- Physiotherapeuten führen Atemtherapien durch und fördern die Mobilität.
- Ergotherapeuten unterstützen Bewegungen und die Koordination.
- Logotherapeuten helfen beim Trinken oder beim Sprechenlernen.
- Diätologen achten auf eine ausreichende Kalorienzufuhr, besprechen die Ernährungsvorlieben der Kinder und erstellen Ernährungspläne.

Wenn du erst einmal einen Überblick über die verschiedenen Disziplinen und Aufgaben der einzelnen Personen bekommen und sie kennengelernt hast, wird es nicht mehr so einschüchternd für dich sein und du wirst dich gut betreut fühlen.

WAS GESCHIEHT AUF DER PICU?

TYPISCHE ROUTINE

Jede Intensivstation ist unterschiedlich strukturiert, aber es gibt einige Abläufe und Vorgänge, die grundsätzlich ziemlich ähnlich ablaufen.

Tagesablauf

So sieht ein Tag auf einer PICU normalerweise aus:

DIENSTÜBERGABE

Ein Tag beginnt normalerweise mit der Dienstübergabe, bei der die Patienten vorgestellt, Informationen über die Diagnose und die laufende Therapie weitergegeben und weitere geplante Schritte besprochen werden.

PFLEGERUNDEN

Im Laufe des Vormittages werden die Kinder von den Pflegepersonen bei den sogenannten Pflegerunden gewaschen, versorgt und gepflegt.

VISITE

Anschließend werden bei der Visite mit dem Ärzteteam die aktuelle Medikation und die Therapie besprochen. Danach werden im Laufe des Tages Adaptierungen, Untersuchungen und Kontrollen durchgeführt und Therapien gestartet oder beendet.

REGELMÄSSIGE PFLEGERUNDEN

Während des gesamten Tages werden die Vitalparameter des Kindes kontrolliert und aufgezeichnet, Medikamente erneuert und ausgetauscht, Mahlzeiten verabreicht, Windeln gewechselt und Geräte bedient. Dies geschieht meist in regelmäßigen Pflegerunden, alle drei bis vier Stunden oder auch häufiger oder weniger oft, je nach den Bedürfnissen und dem Zustand des Kindes.

DIENSTÜBERGABE

Abends gibt es erneut eine Dienstübergabe, bei der der Tagdienst wiederum alle Informationen an den Nachtdienst weitergibt.

NACHTDIENST

Normalerweise gestalten sich Nachtdienste etwas ruhiger, da weniger Leute anwesend sind, weniger Untersuchungen durchgeführt werden und allgemein weniger Betrieb auf der Station ist. Kinder können meist besser zur Ruhe kommen und die Zeit zur Erholung und Genesung nutzen.

MONITORING

Besonders einschüchternd und erschreckend sind auf einer PICU die vielen Geräte, Kabel und Schläuche mit all ihren Geräuschen und Alarmen. Um dir einen Überblick zu geben, werden in diesem Abschnitt das Monitoring, die Geräte und Zugänge, die dein Kind möglicherweise benötigt, aufgelistet und erklärt.

Jedes Kind ist an ein Überwachungssystem, das die Vitalparameter kontinuierlich aufzeichnet, angeschlossen. Am Monitor werden die Herzfrequenz, die Sauerstoffsättigung und der Blutdruck angezeigt. Zusätzlich kann man optional auch noch einige andere Werte messen und anzeigen lassen. Wenn diese Werte von den vorgegebenen, speziell für das Kind festgelegten Bereichen (Alarmgrenzen) abweichen, gibt das System ein visuelles und/oder akustisches Signal (Alarm) und das betreuende Team kann sofort adäquat reagieren.

Alle Monitore der Patienten sind so positioniert, dass man sie gut sehen kann, auch von verschiedenen Standorten auf der PICU aus. So kann das betreuende Personal auch beim raschen Vorbeigehen oder beim Arbeiten an einem anderen Patientenplatz die Werte überwachen und Alarme beurteilen. Zusätzlich zum Monitoring am Patientenplatz gibt es einen zentralen Monitor, der alle Patientenwerte der gesamten PICU anzeigt, sodass das behandelnde Team am Stützpunkt oder an anderen hoch frequentierten Aufenthaltsorten einen Alarm jederzeit wahrnehmen und darauf reagieren kann.

Die Überwachung und Kontrolle der Vitalparameter und die daraus resultierenden Warnsignale tragen zwar zur Sicherheit deines Kindes bei, können bei dir aber zusätzlichen Stress verursachen. Anfangs werden dich diese Alarme erschrecken und beunruhigen, doch mit der Zeit wirst du lernen, dass nicht alle Alarme zwingend eine bedrohliche Situation aufzeigen.

Besonders im Kinderintensivbereich gibt es viele Alarme, die aufgrund der lebhaften Bewegungen der Kinder verursacht werden, vor allem bei der Überwachung der Sauerstoffsättigung im Blut. Außerdem werden die Grenzen, die bestimmen, wann ein Alarm ausgelöst wird, vom Pflegepersonal meist relativ eng gesetzt, je nach Zustand des Kindes, um frühzeitig reagieren zu können.

Wie bereits erwähnt, können die Alarme von mehreren Orten aus bemerkt werden, sodass eine Beurteilung der Ursache und Dringlichkeit auch von dort stattfinden kann. Besteht Handlungsbedarf, wird eine Pflegeperson auf diesen Alarm reagieren. Auch wenn es manchmal so scheint, als würde niemand reagieren, ist doch garantiert, dass mehrere Pflegepersonen Alarme „unbemerkt" mit einem raschen „Seitenblick" beurteilen und einschätzen, während sie mit anderen Kindern oder Tätigkeiten beschäftigt sind und nicht sofort weg können.

Als Krankenschwester auf einer PICU kann ich dir sagen: „Wenn wir nicht reagieren und nervös werden, brauchst du als Elternteil auch nicht nervös zu werden!"

ALLGEMEINE INFOS ZUM MONITORING

·· EKG	Das Elektrokardiogramm bzw. die Herzfrequenz oder der Puls wird meist mittels drei EKG-Elektroden, die am Brustkorb des Kindes kleben, erfasst. Die „normale" Herzfrequenz variiert mit dem Alter des Kindes – je jünger, umso höher – und kann von verschiedensten Faktoren (Körpertemperatur, Schmerzen, Unruhe und Stress, Medikamente, Flüssigkeitsmangel) beeinflusst, erhöht oder erniedrigt sein.
·· SpO_2	Die Sauerstoffsättigung gibt Auskunft über die Sättigung des Blutes mit Sauerstoff. Dieser Wert zeigt also an, wie viel Prozent des gesamten Hämoglobins im Blut mit Sauerstoff beladen ist. Der SpO_2-Wert

wird mithilfe der Pulsoxymetrie bzw. einem Sauerstoffsensor, der meist an einem Finger oder einer Zehe (eventuell auch an der Hand oder dem Fuß) befestigt ist, erfasst.
Durch regelmäßige Blutgaskontrollen kann dieser Wert auch im Blut direkt nachkontrolliert und verglichen werden. Der „normale" SpO_2-Wert liegt zwischen 90 und 100 %; im Neugeborenenalter etwas niedriger. Auch hier haben verschiedenste Erkrankungen und Verletzungen Einfluss auf die Normwerte, wie z. B. Lungen- oder Herzerkrankungen. Besonders beim Pulsoxymeter können Artefakte durch Bewegungen zu falschen Ableitungen und Fehlalarmen führen.

·· Blutdruck

Der Blutdruck kann auf zwei Arten gemessen werden: entweder in eingestellten Intervallen über eine Blutdruckmanschette oder kontinuierlich über eine arterielle Kanüle, die in einer Arterie liegt. Bereits genannte Einflussfaktoren der Herzfrequenz können denselben Effekt auch auf den Blutdruck haben. Bei den Normwerten gilt hier jedoch: je jünger, umso niedriger.

·· CO_2

Der Kohlenstoffdioxidwert im Blut bzw. in der Ausatemluft kann Auskunft über die Atemtätigkeit und die Beatmungssituation geben. Bei sehr oberflächlicher oder langsamer Atmung z. B. kann er erhöht sein, bei Hyperventilation (zu hoher Atemfrequenz) oder zu tiefen Atemzügen niedriger. Dieser Wert kann mit einer Blutgasanalyse, durch die Ausatemluft über den Beatmungsschlauch oder über einen Hautsensor ermittelt werden.

·· Atemfrequenz

Mithilfe von EKG-Klebeelektroden kann durch Zählen der Burstkorbhebungen die Atemfrequenz ermittelt werden.

WEITERE MÖGLICHKEITEN DES MONITORINGS	
·· NIRS	Die Nahinfrarotspektroskopie dient der Bestimmung des Sauerstoffgehaltes von verschiedenen Geweben, wie z. B. Gehirn, Muskeln oder Organen. Gemessen wird mithilfe einer Klebeelektrode auf der Stirn oder direkt über dem zu kontrollierenden Organ.
·· EEG	Mit einem Elektroenzephalogramm werden die Gehirnströme gemessen. Es dient zur Diagnose und Verlaufskontrolle einer Epilepsie (Krampfanfälle) und bestimmt Narkose- und Komatiefe. Das „Erlöschen" der Hirnströme ist ein Hilfskriterium bei der Bestimmung des Hirntodes.
·· CFM	Das zerebrale Funktionsmonitoring (aEEG – amplitudenintegriertes EEG) ist dem EEG sehr ähnlich und liefert aktuelle Informationen über die Aktivität und den Stoffwechsel des Gehirnes. Es dient dem langfristigen neurologischen Funktionsmonitoring und kann auf schwere Veränderungen in der Perfusion (Durchblutung) und Oxygenierung (Sauerstoffversorgung) des Gehirnes sowie auf Krampfanfälle hinweisen. Abgeleitet wird es über drei bis neun Elektroden, die am Kopf des Kindes angebracht sind.

ZUGÄNGE

VERSCHIEDENE ZUGÄNGE	
·· Venenzugang (Venflon, PVVK – periphere Venenverweilkanüle)	Jedes Kind auf der PICU hat einen Venenzugang für Infusionen, Medikamente und Blutabnahmen, meist an Händen, Armen, Beinen, Füßen oder sogar am Kopf. Ein Venflon ist ein dünner, flexibler Plastikschlauch, der mithilfe einer Nadel in eine Vene gelegt wird. Die Nadel wird wieder entfernt, es bleibt nur der Plastikschlauch zurück.
·· Zentraler Venenkatheter (ZVK)	Je nach Situation kann es notwendig sein, dem Kind für größere Mengen an Infusionen einen größeren Zugang zu legen. Dieser wird zentraler Venenkatheter genannt, da er in eine größere, zentralere Vene

mündet. Er liegt meist in der Leiste oder am Hals, verfügt über mehrere Lumen bzw. Schenkel und ermöglicht so die Gabe verschiedener Substanzen zur gleichen Zeit sowie eine schmerzfreie Blutabnahme.

Chirurgisch gelegte zentrale Zugänge (wie z. B. der Hickman- bzw. Broviac-Katheter oder der Port-à-Cath) können für längere Zeit belassen werden.

•• Arterielle Kanüle (AK)	Ein arterieller Zugang wird gelegt wie ein Venflon, jedoch nicht in eine Vene, sondern in eine Arterie. Damit können kontinuierlich der Blutdruck und die Sauerstoffversorgung im Blut gemessen und noch weitere Blutwerte (wie z. B. Elektrolyte und der Basenhaushalt) kontrolliert werden. Über diesen Zugang wird keine Medikation verabreicht.
•• Intraossäre Nadel (Knochennadel)	In manchen Notfallsituationen (meist außerhalb des Krankenhauses) wird dem Kind eine Knochennadel – meist unterhalb des Knies – gesetzt, um rasch und ohne Verzögerung lebensnotwendige Medikamente zu verabreichen. Dieser Zugang ist nur eine temporäre Lösung, bis ein sicherer Venenzugang gelegt wurde.
•• Magensonde (MS)	Die meisten Kinder auf der PICU haben eine Magensonde, die in der Regel über ein Nasenloch (selten über den Mund) bis in den Magen gelegt wird. Darüber können Luft oder Magensekret abgesaugt und Ernährung oder Medikamente verabreicht werden.
•• Dauerkatheter (DK)	Wenn eine sichere Harnableitung gewährleistet sein soll, wird ein kleiner Silikonschlauch in die Blase gelegt und in einen Sammelbehälter mit Skalierung abgeleitet. Auf diese Weise wird die ausgeschiedene Menge an Flüssigkeit sowie deren Einfuhr bilanziert und kontrolliert, ob zu viel oder zu wenig Harn ausgeschieden oder Flüssigkeit infundiert wurde.
•• Tubus	Der Beatmungsschlauch verläuft meist über die Nase (manchmal auch über den Mund) und die Luftröhre bis vor die Lunge, um Luft direkt in die und aus der Lunge zu befördern. Einen Tubus zu legen, wird Intubation genannt, Extubation bezeichnet das Entfernen des Tubus. Um den Atemweg frei und

sauber zu halten und Sekret und Schleim entfernen zu können, muss regelmäßig mithilfe eines dünnen Schlauches über den Tubus abgesaugt werden. Da ein Tubus verhindert, dass Luft über die Stimmbänder gelangt, hat das Kind während dieser Zeit mit einem geblockten (gecufften) Tubus keine Stimme. Diese kehrt nach der Extubation oder auch bei der Verwendung eines ungecufften Tubus (aufgrund der Nebenluft) rasch wieder zurück.

Tracheostoma Trachealkanüle

Wird eine dauerhafte Beatmung des Kindes notwendig, kann es erforderlich sein, ein Tracheostoma (also einen Luftröhrenschnitt) chirurgisch zu setzen. Über diesen Zugang wird eine Trachealkanüle gelegt, die den Atemweg auf Dauer sichert. Das Kind kann mithilfe eines Beatmungsgerätes beatmet oder unterstützt werden oder auch ganz ohne Hilfsmittel selbstständig atmen. Ein Tracheostoma kann für immer belassen oder auch wieder verschlossen werden, wenn es nicht mehr benötigt wird.

Drainage

Eine Drainage ist ein Schlauch, der in einer Körperhöhle liegt, um überschüssige Flüssigkeit, Blut oder Luft abzuleiten. Dies geschieht häufig nach Operationen (als sogenannte Wunddrainage), um Blut oder anderes Wundsekret abfließen zu lassen. Dadurch wird der Körper entlastet.

Anders als bei dieser Vorsichtsmaßnahme handelt es sich bei einer Pleuradrainage um einen Eingriff, bei dem eine Drainage zwischen Rippen und Lunge (Pleuraraum) gelegt wird, um angesammelte Luft oder Flüssigkeit zu entfernen. Zu viel Luft oder Flüssigkeit im Pleuraraum behindert die Lunge in ihrer Funktion.

Drainagen werden – je nach Lage und Zweck – mit oder ohne Sog verwendet. Diese Schläuche werden so früh wie möglich wieder entfernt.

Falls bei deinem Kind eine Drainage vorhanden ist, wird man dir sicher erklären, um welche Art von Drainage es sich handelt.

MEDIKATION

Viele Medikamente können auf allen Stationen im Krankenhaus verabreicht werden. Manche Medikamente dürfen aufgrund ihrer möglichen Nebenwirkungen oder kreislaufwirksamen Effekte jedoch nur auf einer Intensivstation gegeben werden, wo der Patient kontinuierlich überwacht wird und man rasch auf Nebenwirkungen oder Kreislaufveränderungen reagieren kann.

Medikamente auf der PICU sind ein sehr kompliziertes Thema. Es gibt viele verschiedene Medikamente mit den unterschiedlichsten Wirkungen. Außerdem können Medikamente, die dieselbe Wirkung haben, unterschiedliche Namen haben oder als Generika verwendet werden. Häufig ändern sich die Namen oder ältere Medikamente werden durch neuere, modernere ersetzt. (Genauere Informationen zu Beatmung, Beruhigungsmitteln und Schmerzmedikation siehe Kapitel *Intensivmedizinische Versorgung,* S. 83.)

GÄNGIGE WIRKUNGSBEREICHE UND DAZUGEHÖRIGE MEDIKAMENTE (STAND 2025)	
• Schmerzmittel (Analgetika)	Die am häufigsten verabreichten Medikamente auf der PICU sind Schmerzmittel, um das Kind schmerzfrei und entspannt zu halten. Schmerzmittel werden in verschiedene Wirkstufen eingeteilt und entweder geschluckt, über eine Vene oder als Zäpfchen verabreicht. Je nach Schmerzintensität werden sie in verschiedenen Stufen oder Kombinationen verabreicht. Bekannt sind vor allem bei leichteren Schmerzen Mexalen®, Voltaren® und Novalgin®. Schmerzmittel der nächsten Stufe sind schwach wirksame Morphine, wie z. B. Tramal® und Nubain®. Die dritte Stufe sind stärker wirksame Morphine, wie Dipidolor®, Vendal®, Fentanyl®, Sufenta® und Methadon®. Bei sehr starken Schmerzen können Schmerzmittel auch über einen Epiduralkatheter (Zugang, der im Rückenmark liegt) verabreicht werden. Dies erfolgt je nach Bedarf einmalig, in regelmäßigen Gaben zu bestimmten Zeiten oder über eine kontinuierliche Infusion.

Je nach allgemeinem Zustand des Kindes und der Erkrankung oder Verletzung werden verschiedene Schmerzmittel oder Kombinationen davon verabreicht. Während der intensivmedizinischen Behandlung kann das Kind durch Schmerzen, Stress und Schlaflosigkeit stark belastet sein. Diese belastenden Erfahrungen begünstigen das Entstehen weiterer Probleme. Schmerzen, Angst und Unruhe werden daher in der Regel mit Medikamenten behandelt, die zu Schläfrigkeit führen. Vor allem in der Anfangszeit bzw. intensiven oder instabilen Zeit „nutzt" man die beruhigende und schlaffördernde (sedierende) Wirkung der stärkeren Schmerzmittel. Bei speziellen Erkrankungen, z. B. schweren Schädel-Hirn-Verletzungen, ist es zeitweise medizinisch unumgänglich, eine tiefe Bewusstlosigkeit (Tiefschlaf) durch Medikamente zu erzeugen, welche in der Regel mit einer künstlichen Beatmung einhergeht.

·· Beruhigungs- und Schlafmittel (Sedativa)

Diese Medikamente, bekannt unter dem Sammelbegriff Benzodiazepine, wirken schlaffördernd, beruhigend, angstlösend und entspannend. Die Entspannungs- und Schlaftiefe kann über die Dosierung gesteuert werden. So kann der Stress für das Kind reduziert und der Schlaf gefördert werden. Gängige Medikamente sind Dormicum® und Temesta®. Die Verabreichung erfolgt in Einzelgaben oder als Dauerinfusion.

·· Kreislaufwirksame Medikamente (Katecholamine)

Diese Medikamente wirken auf verschiedenste Weise auf den Kreislauf, indem sie, vereinfacht gesagt, die Herzfrequenz und auch den Blutdruck steigern oder senken. Sie werden als Dauerinfusion verabreicht und bedingen eine kontinuierliche Überwachung der Kreislaufparameter des Kindes. Die gängigsten sind Suprarenin®, Arterenol®, Dobutrex® und Corotrop®.

·· **Flüssigkeit (Volumen)**	Es ist für jeden Menschen wichtig, ausreichend Flüssigkeit und Nährstoffe zu sich zu nehmen. Noch viel wichtiger ist es für kritisch kranke Kinder, ihrem Alter und der Erkrankung oder Verletzung entsprechend genügend Flüssigkeit zugeführt zu bekommen. So lange keine normale Flüssigkeits- und Nahrungsaufnahme erfolgen kann, geschieht dies über die Vene über kontinuierliche Infusionen oder einzelne Bolusgaben verschiedener Infusionslösungen mit unterschiedlichen Trägerlösungen, Zucker- und Elektrolytanteilen sowie Inhaltsstoffen (Vitamine, Aminosäuren, Fette). Die Ernährung erfolgt sozusagen parenteral, also nicht über den normalen, enteralen Weg über den Magen-Darm-Trakt. Der Bedarf an Kalorien und Flüssigkeit und das Mengenverhältnis werden vom medizinischen Personal berechnet und immer wieder an die aktuelle Situation angepasst. *Wenn dein Kind wieder ausreichend Flüssigkeit und Nahrung auf natürlichem Weg zu sich nimmt, kann diese Infusion reduziert und schlussendlich ganz beendet werden.*
·· **Entwässerung (Diuretika)**	Im Laufe einer schweren Erkrankung bzw. Verletzung oder nach einer Operation kann es vorkommen, dass nicht zu wenig, sondern zu viel Flüssigkeit im Körper des Kindes vorhanden ist. Das erkennt man z. B. an geschwollenen Augen oder an Ödemen (Wasseransammlungen) an anderen Körperstellen. Das am häufigsten verwendete Diuretikum ist Lasix®.
·· **Antibiotika und Virostatika**	Infektionen sind die häufigste Ursache, warum Kinder krank oder schwer krank werden. Sind Bakterien der Grund für diese Erkrankung, wird das behandelnde Team eine Therapie mit Antibiotika beginnen, anfangs meist über eine Vene, um eine rasche und gezielte Wirkung zu erzielen. Da es sehr viele Medikamente mit antibiotischer Wirkung gibt, werden diese hier nicht alle aufgezählt.

Virostatika setzt man ein, wenn durch eine mikrobiologische Untersuchung festgestellt wurde, dass die Infektion durch Viren ausgelöst wurde.

Verabreichungsform und -dauer hängen, ebenso wie bei Antibiotika, vom Keim, der Erkrankung, dem Zustand des Kindes und dem Krankheitsverlauf ab.

GERÄTE

Medizinische Geräte sind notwendig, um das Kind zu überwachen und manchmal auch, um lebensnotwendige Funktionen zu ersetzen.

Das medizinisch-pflegerische Personal beantwortet dir gerne deine Fragen zu den Geräten, bedient werden sie jedoch nur vom Team der PICU.

Beatmungsmaschine (Respirator)

Das Beatmungsgerät übernimmt bei Bedarf die Atmung oder die Unterstützung der Atmung des Kindes – so kurz wie möglich und so lange wie nötig. Dieses Gerät kann mittels integrierter Technik selbst auf minimale Änderungen der Bedürfnisse auch kleinster Patienten reagieren.

Ein Beatmungsgerät ist eine sehr komplexe Maschine, die grundsätzlich jedoch nur zwei Aufgaben hat: Sauerstoff in den Körper und Kohlendioxid aus dem Körper zu bringen. Normalerweise geschieht dies über einen Beatmungsschlauch, den Tubus, der über den Mund oder die Nase und die Luftröhre bis vor der Lunge liegt. Bei nicht-invasiver Atemunterstützung benötigt das Kind keinen Tubus mehr. Stattdessen wird eine Maske oder eine Sauerstoffbrille angelegt und Sauerstoff über die Nase (selten Mund und Nase) verabreicht. Auf dem Respirator scheinen viele verschiedene färbige Kurven und Zahlen auf, die Auskunft über verschiedenste Abläufe, Luftmengen und Beatmungsarten geben. Es gibt viele Gründe, warum ein Respirator alarmiert, die wenigsten dieser Alarme deuten auf ein großes Problem hin. Die wesentlichen Informationen, die für Eltern eines beatmeten Kindes wichtig und aussagekräftig sind, sind folgende:

BEATMUNGSMASCHINE	
•• Sauerstoff (O_2/FiO_2)	Raumluft besteht zu 21 % aus Sauerstoff. Ein Respirator kann Luft verabreichen, die mehr Sauerstoff beinhaltet, sogar bis zu 100 %. Wenn man den Sauerstoffanteil der Luft erhöht, hilft dies, mehr Sauerstoff in die Lunge zu transportieren, somit das Blut mit mehr Sauerstoff anzureichern und den Körper und die Organe mit mehr Sauerstoff zu versorgen. Grundsätzlich gilt, je weniger Sauerstoff verabreicht werden muss, desto günstiger ist es für das Kind.
•• Beatmungs-frequenz	Das Behandlungsteam kann einstellen, wie viele Beatmungshübe die Beatmungsmaschine pro Minute verabreichen soll. Wenn das Kind nicht zu schwer krank oder zu tief sediert ist, kann es eigene Atemzüge machen, die durch die Maschine nur unterstützt werden. Das kann an der Atemfrequenz oder auch an farblichen Markierungen an der Inspirations-(Einatmungs-)Kurve abgelesen werden.
•• Beatmungsdruck	Eine Beatmungsmaschine verabreicht Atemluft, indem sie mit Druck Luft in die Lunge bläst. Je nachdem wie krank oder steif die Lunge des Kindes ist, benötigt man mehr oder weniger Druck. Man kann sich das wie bei einem Luftballon vorstellen – ist er steifer, benötigt man mehr Druck, um ihn aufblasen zu können
•• Tidalvolumen	Das Tidalvolumen ist die Menge an Luft, die bei jedem Atemzug ein- und ausgeatmet wird. Dies variiert je nach Alter und Größe des Kindes.
•• BGA, Astrup	Die Blutgasanalyse ist ein Verfahren zur Messung der Gasverteilung von Sauerstoff und Kohlenstoffdioxid sowie des pH-Wertes und des Säure-Basen-Haushaltes im Blut. Sie gibt Auskunft über die Atem- und Beatmungssituation, zeigt Elektrolytentgleisungen auf und kann auf Stoffwechselprobleme hinweisen.

Externer Herzschrittmacher und Schrittmacherdrähte

Nach einer Operation am Herzen kann es notwendig sein, das Herz des Kindes mithilfe eines Gerätes, einem Herzschrittmacher, zu steuern. Die Elektroden hierfür werden während der Operation gelegt und mit dem externen Schrittmacher verbunden. Diese Therapie dient der vorübergehenden Unterstützung und kann in den meisten Fällen nach wenigen Tagen beendet werden, wobei die Schrittmacherdrähte erst im Verlauf des Aufenthaltes entfernt werden.

Extrakorporale Ersatzverfahren

Sollten es Krankheitsverlauf und Prognose notwendig machen, besteht im Rahmen der erweiterten intensivmedizinischen Therapie die Möglichkeit der Anwendung von Organersatzverfahren. Das sind Verfahren, welche die Funktion eines ausgefallenen Organes temporär ersetzen. Hierzu zählen z. B. der teilweise oder komplette Ersatz der Nieren durch verschiedene Dialyseverfahren, die Anreicherung des Blutes mit Sauerstoff bei Lungenversagen, die Entlastung des Herzens mittels ECMO (extrakorporaler Membranoxygenierung – Herz-Lungen-Maschine) oder die mechanische Unterstützung des Herzens durch ein „Kunstherz".

UNTERSUCHUNGEN

Untersuchungen dienen der Diagnostik (Abklärung der Ursachen für Erkrankungen) und der Verlaufskontrolle. Sie können teilweise auf der Station durchgeführt werden, teilweise muss das Kind aber auch zu den Untersuchungen und den speziell dafür benötigten Geräten gebracht werden.

Blutabnahmen

Wie bereits erwähnt, dienen der zentrale Zugang und die Arterie der schmerzfreien Blutentnahme für regelmäßige Blutgasanalysen und Blutwertkontrollen. Die Blutgasanalyse kann auf Intensivstationen direkt durchgeführt werden, weitere Blutkontrollen müssen zur Analyse in das hauseigene Blutlabor geschickt werden. Für spezielle Tests oder Laborwerte, wie z. B. genetische Untersuchungen oder Kontrollen auf Stoffwechselerkrankungen, müssen die Proben an Speziallabore gesendet werden. Solche Untersuchungen nehmen meist viel Zeit in Anspruch, sodass man eventuell lange auf die Ergebnisse warten muss.

Bildgebende Verfahren (Radiologie)

Direkt auf der Station gemacht werden können das Röntgen (Radiografie), der Ultraschall (Sonografie) und kleine endoskopische Untersuchungen, z. B. Bronchoskopie (Luftröhrendarstellung) und Gastroskopie (Magenspiegelung). Für ein CT (Computertomografie) und ein MR (Magnetresonanztomografie) muss das Kind zu diesen Geräten gefahren werden. Auch ein Schluckakt (Kontrastmitteldarstellung der Speiseröhre und des Verdauungstraktes) muss in den Räumlichkeiten der Radiologie durchgeführt werden. Normalerweise wird das Kind von einer Pflegeperson und/oder einem Arzt zu den Untersuchungen begleitet und am Weg dorthin überwacht.

Mit einem Lungenröntgen, das regelmäßig bei intubierten und beatmeten Kindern gemacht wird, kann der Krankheitsverlauf bzw. die Beatmungssituation beurteilt werden. Außerdem wird die Lage des Beatmungsschlauches (Tubus) und auch der Magensonde kontrolliert und bei Bedarf korrigiert. Röntgenuntersuchungen dienen auch der Kontrolle und Darstellung des Knochengerüstes und des Bauchraumes (Abdomen), um etwaige Knochenbrüche oder Veränderungen im Magen-Darm-Trakt zu diagnostizieren.

Veränderungen der Durchblutung, Luft- und Bluteinschlüsse oder Entzündungen im Bereich der Bauchhöhle, des Herzens und des Kopfes (nur im Säuglings- bzw. Kleinkindalter und vor dem natürlichen Verschluss der Knochenlücke, der Fontanelle) können mithilfe eines Ultraschallgerätes diagnostiziert und kontrolliert werden.

BESUCHERREGELUNGEN

Jedes Krankenhaus und jede einzelne Station hat unterschiedliche, meist auf die Bedürfnisse und Situationen der Patienten angepasste Besuchszeiten und Besucherregelungen. Der Kinderbereich und ganz besonders der Kinderintensivbereich sind sehr unterschiedlich geregelt.

Besuchszeiten

Heutzutage ist es meist üblich, dass auch auf der PICU Besuchszeiten vorgegeben sind. Dies ist nicht nur erforderlich, um den Kindern geregelte Ruhezeiten zu ermöglichen, sondern auch der Stationsbetrieb und die täglichen Routinen und

Untersuchungen machen dies meist notwendig. Das ist nicht nur für die Kinder wichtig, auch die Eltern profitieren von solchen Vorgaben. Selbst wenn es anfangs befremdlich scheint und sich manche Eltern nicht vorstellen können, ihr krankes Kind allein im Krankenhaus zu lassen, melden uns Eltern immer wieder zurück, dass es gut war, die Station auch immer wieder zu verlassen und „durchatmen zu müssen und zu dürfen". Manche Eltern haben das Gefühl, durchgehend bei ihrem Kind sein zu „müssen" und vergessen in dieser Ausnahmesituation komplett auf sich selbst. Kurze Pausen, um einen Spaziergang zu machen, um Mittagessen zu gehen, abends nach Hause zu fahren und im eigenen Bett zu schlafen, sind wichtige Dinge, die Eltern dabei helfen, diese schwierige Zeit zu überstehen.

Wenn dein Kind in einem Alter ist, in dem es schwierig wird, es allein zu lassen oder es bereits lange Phasen wach und orientiert ist und Mama und Papa an der Seite benötigt, kann sicher eine Sonderregelung gefunden werden, um auf individuelle Bedürfnisse einzugehen.

Eltern sollten jedoch nicht unterschätzen, dass Nächte, die auf einer Intensivstation verbracht werden, nur wenig Ruhe und erholsamen Schlaf bringen! Dies kann massiv zu körperlicher Erschöpfung beitragen!

Ist es für dein Kind notwendig, dass du bei ihm bleibst, sprich bitte mit dem betreuenden Personal, um gemeinsam eine angenehme und sinnvolle Lösung zu finden. Treten bei deinem Kind Besonderheiten oder Zwischenfälle auf, ist es natürlich möglich, dein Kind jederzeit zu unterstützen. Besprich mit dem betreuenden Personal, ob du bei Veränderungen oder Instabilitäten telefonisch informiert werden möchtest. Du kannst aber auch selbst jederzeit auf der Station anrufen und nachfragen, wie es deinem Kind geht.

Die Regelungen hinsichtlich Schlafen, Parken und Essen sind von Krankenhaus zu Krankenhaus sehr unterschiedlich und von den vorhandenen Möglichkeiten und Ressourcen abhängig. Parkmöglichkeiten oder -vergünstigungen können in der Klinik erfragt werden. In praktisch jedem Krankenhaus kann man preiswert essen.

Wenn du jedoch wieder einmal hinauskommen und etwas anderes essen möchtest, frag das Personal, ob es dir Restaurants oder Lokale in der Umgebung empfehlen kann.

Begleitunterkünfte

Meist kann man nicht direkt beim Kind auf der PICU übernachten. Dafür gibt es in fast jedem Krankenhaus Begleitunterkünfte. Diese Unterkünfte liegen entweder am Krankenhausgelände oder in der nahen Umgebung und sind normalerweise sehr günstig. Heutzutage bieten sich neben Hotels auch Online-Plattformen zur Buchung von privaten Unterkünften an, falls man wegen einer zu weiten Anreise vorübergehend in der Nähe des Kindes wohnen möchte oder Familie hat, die einen besuchen oder unterstützen möchte. Viele Krankenhäuser bzw. Stationen haben Broschüren, die zu Beginn des Aufenthaltes ausgehändigt werden und Informationen darüber enthalten.

Hygiene

Eine der wichtigsten Maßnahmen zur Vermeidung von übertragbaren Krankheiten ist die Händedesinfektion. Nach dem Betreten der Station und vor dem Eintreten ins Patientenzimmer müssen Hand- und Armschmuck abgenommen werden. Man kann ihn meist in dafür vorgesehenen Schließfächern im Eingangsbereich verwahren. Anschließend werden die Hände gewaschen, gut abgetrocknet und dann desinfiziert. Auch nach dem Besuch soll eine erneute hygienische Händedesinfektion durchgeführt werden. Falls es vorkommt, dass erweiterte Hygienemaßnahmen beim Kind notwendig sind, um es zusätzlich vor Keimen zu schützen oder weil z. B. gegen Antibiotika resistente Erreger nachgewiesen wurden, wird das Pflegepersonal darauf hinweisen und detaillierte Informationen bezüglich erweiterter Schutzmaßnahmen (Mantel, Handschuhe, Mundschutz) geben.

WAS BLEIBT VON DER PICU?

BELASTUNGEN

Egal, aus welchem Grund das Kind auf der PICU aufgenommen bzw. wie es entlassen wurde, was bleibt, sind sehr intensive Erfahrungen, Gefühle und Gedanken, die ihre Spuren hinterlassen. Um diese Bilder, Geräusche, Gerüche und Emotionen verarbeiten zu können, braucht es Zeit und Geduld. Als besonders hilfreich hat sich dabei der offene Umgang damit herausgestellt. Man kann hilfreiche Bewältigungsmöglichkeiten kennenlernen oder bereits bekannte Ressourcen aktivieren und gemeinsam können Eltern und Kinder diese Erfahrung und die damit verbundenen Emotionen bearbeiten. Ich gehe in den einzelnen Kapiteln auf die besonderen Belastungen und die dabei hilfreichen Bewältigungsstrategien genauer ein.

Sprich so oft es geht offen über deine Gedanken und lass deine Emotionen zu. Wenn du das Gefühl hast, professionelle Unterstützung würde dir beim Verarbeiten helfen, nimm diese Hilfe in Anspruch.

ERINNERUNGEN

Erinnerungen und Eindrücke dieser Zeit können in Form von Fotos oder einem Intensivtagebuch festgehalten werden. Für das kranke Kind und die betroffene Familie kann dieses nach dem Aufenthalt und auch viel später noch beim Verstehen und Einordnen der intensiven Erfahrungen helfen. So können mithilfe von Erinnerungsstücken intensive Erinnerungen an Geräusche, Gerüche und Gefühle zu einem „stimmigen" Bild zusammengesetzt und die Verarbeitung dieser Ausnahmesituation unterstützt werden. Auch auf der PICU gibt es lustige und wertvolle Momente. Sich diese später wieder in Erinnerung rufen zu können, wirkt zusätzlich unterstützend.

Scheu dich nicht, in dieser Zeit immer wieder Fotos und Notizen zu machen. Sie können zu wertvollen Aufarbeitungshilfen und zu schönen Erinnerungen werden.

BEZIEHUNG ZUM TEAM

Das Intensivteam begleitet „seine" Familien oft nur kurz, manchmal aber auch sehr lange. Dadurch entstehen immer wieder besondere Verbindungen und Beziehungen, die manchmal auch nach dem PICU-Aufenthalt bestehen bleiben. Das Intensivteam ist normalerweise gerne für Familien da, wenn eine solche noch von offenen Fragen gequält wird oder gemeinsame Erinnerungen an ein verstorbenes Kind teilen möchte.

Ganz egal, wie du mit deinem Kind und deiner Familie aufgenommen und entlassen wurdest, freut sich „dein" PICU-Team, auch nach der Entlassung von dir bzw. euch zu hören. Wie die Genesung voranschreitet, welche Entwicklungsschritte bereits erreicht wurden, wie ihr zu Hause als Familie angekommen seid, wie der Reha-Aufenthalt war und welche Erfolge ihr verbuchen konntet, ob und dass es noch weitere Geschwisterkinder gibt, wie Geburtstage bei euch zu Hause verlaufen sind und so weiter. Gerne kannst du anrufen, schreiben oder auch persönlich vorbeikommen.

Nachwuchs

Angelika und ihr Mann Dominik erwarten nach einigen Fehlversuchen nun endlich Nachwuchs. Doch Anfang des dritten Trimesters verstirbt einer der Zwillinge, Julian, im Mutterleib. Die Schwangerschaft kann leider nur wenige Tage weitergeführt werden und der zweite Zwilling wird viel zu früh geboren. Jonas kommt zu uns auf die PICU und wir versorgen ihn mit vielen Maschinen und Medikamenten. Leider verstirbt auch er zwei Wochen später. Wir begleiten Angelika und Dominik im Abschiedsprozess. Drei Jahre später erhalten wir eine Nachricht von den beiden – sie möchten uns Olivia, die kleine Schwester von Jonas und Julian, vorstellen. Mit großem Stolz berichten sie von ihr und bedanken sich noch einmal für die liebevolle und außergewöhnliche Begleitung während ihrer schweren Zeit auf unserer PICU.

Zu Hause

Tina wird mit einem schweren Herzfehler geboren. Sie wird im Krankenhaus geboren und direkt auf unsere PICU verlegt. Nach siebenmonatigem Aufenthalt und zahlreichen Operationen verstirbt sie im Beisein ihrer Eltern und „Lieblingsschwestern“. Ihre Eltern Sandra und Stefan bitten Schwestern, die sich sehr intensiv um Tina gekümmert haben, bei ihrem Begräbnis über sie zu erzählen. Sie kommen außerdem immer wieder zu Besuch auf unsere Station, lassen Erinnerungen aufblühen und erzählen von gemeinsamen Erlebnissen. So lebt Tina in allen Herzen immer wieder auf. Ihre Erinnerungscollage hat einen ganz besonderen Platz am Stationsgang. Mittlerweile sind auch ihre zwei Geschwister, die nach ihrem Tod zur Welt gekommen sind, mit zu Besuch auf unserer PICU gewesen und haben „Tinas Zuhause“ kennengelernt. Es ist für alle Anwesenden ein sehr schönes und wertvolles Wiedersehen nach dieser intensiven gemeinsamen Zeit gewesen. Mit Fotos und Jahreskarten halten uns Sandra und Stefan immer am Laufenden, wie sich ihre zwei Kinder entwickeln.

Hoffnung und Stärke

Timon kommt mit einem sehr schwachen Herzen zu uns auf die PICU. Nach einigen Untersuchungen steht fest: Sein Herz ist sehr schwer erkrankt und zu schwach, um den Körperkreislauf aufrechtzuerhalten. Er wird in ein anderes Krankenhaus verlegt und an einem externen Herzen am Leben gehalten, bis ein Spenderorgan zur Verfügung steht. Nach einer gefühlten Ewigkeit und einigen Verlegungen, auch zu uns zurück, bekommt Timon sein Herz. Wir fiebern alle mit ihm und seiner Familie mit. Seine Mutter hält uns am Laufenden, schickt uns Fotos vom Genesungsprozess und auch von der Reha. Auch seine weiteren Geburtstage, der Kindergartenbesuch und die Einschulung erleben wir durch Fotos mit. Seine Geschichte ermutigt und bestärkt uns und viele betroffene Familien, die Hoffnung nicht aufzugeben. Auch wenn der Weg sehr steinig und steil ist, immer wieder Rückschläge zu meistern sind und das Ziel nicht erreichbar scheint, soll man nie den Glauben an einen guten Ausgang verlieren!

Mit Blumen und Schoki

Philipp wird im Alter von 14 Jahren mit einem Schlaganfall in der Wirbelsäule eingeliefert. Er ist von der Halswirbelsäule abwärts vollständig gelähmt. Er wird mit einem Tracheostoma versorgt und mithilfe einer Beatmungsmaschine am Leben erhalten. Die Körperfunktionen kommen in ganz kleinen Schritten zurück und er macht eine unglaubliche Entwicklung durch. Von einem komplett abhängigen Patienten wird er zunehmend mobiler und unabhängiger. Anfangs kann er sich uns nur mittels Schnalzgeräuschen mitteilen, später kann er auch sprechend mit uns spaßen. Zunächst funktioniert nur sein Daumen, dann kann er immer mehr auch selbstständig sein Handy bedienen. Er lernt mit immer weniger Unterstützung auch zu sitzen. Nach mehrmonatigem Aufenthalt wird Philipp von unserer PICU direkt auf Reha geschickt. Wir halten telefonisch Kontakt mit ihm und den Reha-Kollegen und freuen uns riesig, als er gehend mit dem versprochenen Strauß Blumen und einer Tafel Schokolade auf die PICU zu Besuch kommt. Wir können seinen Fortschritt bzw. seine Genesung kaum glauben und freuen uns riesig mit Philipp.

Deine eigenen Notizen

TEIL 2

INTENSIV AUFNAHME

Es gibt die unterschiedlichsten Gründe und Ursachen, warum ein Kind auf einer PICU behandelt werden muss. Daher gibt es auch verschiedene Szenarien, wie die Aufnahme abläuft und wie Eltern darüber informiert werden. In diesem Kapitel werde ich auf mögliche Aufnahmeumstände eingehen und den weiteren Ablauf beschreiben. Ich werde auf Reaktionen und Verhaltensweisen, Gefühle und Emotionen eingehen, die möglicherweise in dieser Ausnahmesituation empfunden werden, hilfreiche Bewältigungsstrategien aufzeigen und Unterstützungsmöglichkeiten nennen. Zusätzlich werde ich auf mögliche Folgeerkrankungen eingehen, die durch diese Belastung ausgelöst werden können und einen Überblick über einen hilfreichen Umgang damit geben.

AUFNAHMEURSACHEN

Die Diagnosen, Erkrankungen und Verletzungen, die die Versorgung eines Kindes auf einer PICU notwendig machen, können sehr unterschiedlich sein. Die spezifischen Umstände und Gegebenheiten haben zusätzlich großen Einfluss auf den Verlauf dieser Ausnahmesituation. Diese individuellen Einflussfaktoren machen es unmöglich, auf jede einzelne dieser sehr umfangreichen Situationen einzugehen und jedes persönliche Schicksal zu behandeln. Dennoch möchte ich einen groben Überblick geben, wie unterschiedlich die Aufnahmegründe und Verläufe auf einer PICU sein können und welchen Einfluss dies auf die Eltern haben kann.

PRÄNATAL DIAGNOSTIZIERTE ERKRANKUNG

Aufgrund der modernen Versorgung und Begleitung von Schwangerschaften können heutzutage viele angeborene Fehlbildungen und Erkrankungen des ungeborenen Kindes bereits im Mutterleib, also noch vor der Geburt, festgestellt werden. Die meisten dieser Kinder sind in diesem schützenden Raum gut versorgt und benötigen nur selten medizinische Interventionen oder Eingriffe. Die Schwangerschaft wird lediglich engmaschig kontrolliert und begleitet.

Die Entbindung wird jedoch in vielen Fällen zeitlich geplant und ein Kaiserschnitt (Sectio caesarea) vorgesehen, da es in solchen Fällen durch eine normale Geburt nicht selten zu organischen Verletzungen oder auch einer vitalen Bedrohung kommen kann. Teilweise muss man das Kind bereits vor dem errechneten Geburtstermin entbinden. Dann steht ein Team von Ärzten und Pflegepersonen bereit, das sich um die Mutter kümmert und das Neugeborene sofort medizinisch versorgt.

Der Frauenarzt oder begleitende Facharzt wird im Vorfeld alle Möglichkeiten und Risiken mit den betroffenen Eltern besprechen und erklären, worauf während der Schwangerschaft und bei der Geburt zu achten ist. Zusätzlich kann es hilfreich sein, die Station, auf der das Kind nach der Geburt versorgt wird, vorab zu besuchen.

Wenn bei dir pränatal eine schwierige Situation diagnostiziert wurde, kannst du dich bereits im Vorfeld informieren. Es kann dir Angst und Unsicherheit nehmen, dir anzusehen, wo und wie dein Neugeborenes betreut wird, wenn es nach der Geburt auf die Kinderintensivstation verlegt wird. Fragen über den Ablauf vorab zu klären und Informationen über die medizinische und pflegerische Behandlung zu erhalten, kann in dieser belastenden Situation Sicherheit und Vertrauen geben.

Kennenlernen

Ella ist nach einigen nicht geglückten Versuchen endlich schwanger. Bei einer Routineuntersuchung wird festgestellt, dass ihr ungeborenes Kind Nina einen angeborenen Herzfehler hat, der gleich nach der Geburt operiert werden muss. Aufgrund vieler Fragen und Unsicherheiten wendet sie sich an mich, um sich im Vorfeld auf diese Ausnahmesituation vorbereiten zu können. Wir besprechen den normalen Ablauf der Geburt und welche Untersuchungen bei Nina durchgeführt werden müssen, welche Medikamente sie vor der Operation benötigt und wie die Zeit bis zur Operation verlaufen soll. Um sich auf diese Situation vorzubereiten, besuchen die werdenden Eltern gemeinsam die PICU. Hier können sie sich einen Eindruck davon machen, wo Nina nach der Geburt versorgt werden wird. Anfangs noch etwas angespannt und unsicher gewinnt Ella immer mehr Vertrauen und stellt viele Fragen. Sie weiß jetzt, wo ihr Kind nach der Geburt hingebracht und versorgt wird. „Es fühlt sich so familiär an, wenn man bei euch reinkommt! ‚Intensivstation' war für mich früher immer so bedrohlich." Da die Mütter nach der Geburt normalerweise noch versorgt werden müssen, kommen meist die Väter zuerst zum Neugeborenen auf die PICU. Ella und Andreas sind beruhigt, nachdem sie sich einen Eindruck von der Station machen konnten und die Gerüche und Geräusche wahrgenommen haben. Die PICU wird ihnen nicht mehr fremd sein, wenn sie Nina das erste Mal besuchen kommen.

Je nach Ablauf der Geburt – ob natürlich oder per Kaiserschnitt – und Versorgung des Kindes kann der Vater das Neugeborene auf der Intensivstation bereits besuchen, während die Mutter noch behandelt wird. Sind Mutter und Kind gut versorgt und stabil, spricht in den meisten Fällen nichts dagegen, die Mutter, wenn nötig auch im Bett liegend, zu ihrem Kind zu bringen, damit sie es kennenlernen kann.

Die Diagnosestellung einer angeborenen Erkrankung deines Kindes während der Schwangerschaft kann ein großer Schock sein. Viele Fragen gehen dir durch den Kopf, viele unterschiedliche Gefühle drängen sich auf, wechseln sich ab, und vielleicht erlebst du auch ganz viel Schmerz und Trauer. Du fragst dich vielleicht, ob du einen Einfluss auf diese Erkrankung hattest, etwas falsch gemacht hast und wie und warum es dazu gekommen ist. Du fühlst dich vielleicht um eine unkomplizierte, sorgenfreie Schwangerschaft betrogen und hast Angst davor, wie es weitergeht. Du machst dir Gedanken und Sorgen hinsichtlich der Geburt und medizinischen Versorgung deines Kindes danach. Du fühlst dich von den vielen neuen Begriffen und Informationen überfordert und bist eingeschüchtert. Das sind alles ganz normale und vor allem auch berechtigte Gedanken und Gefühle. Gib dir etwas Zeit, um dich mit den zahlreichen neuen Informationen auseinanderzusetzen und deine Gefühle zu sortieren. Diese Fülle an neuen Eindrücken muss von deinem Gehirn erst einmal verarbeitet werden – dies benötigt Zeit und Informationen. Wenn du das Gefühl hast, den ersten Schock „verdaut" zu haben, hilft es, dir Wissen über die Erkrankung und die folgende Therapie und Betreuung anzueignen. Frag deinen betreuenden Facharzt und bitte ihn um Informationsmaterial. Nimm vielleicht auch Kontakt mit

Eltern auf, die bereits solche Erfahrungen gemacht haben. Es liegt jedoch ganz an dir, wie viel Informationen und Vorbereitung du benötigst. Manche Eltern wollen alles bis ins kleinste Detail bereits im Vorfeld wissen und kennen, andere wiederum vertrauen auf die Kompetenz der Ärzte und verlassen sich auf deren Versorgung. Beides ist gut, es gibt kein Richtig oder Falsch. Wichtig ist nur, dass du den für dich passenden Weg findest und gehst.

Pränatale Diagnosen

Diagnosen, die bereits pränatal festgestellt werden können und meist eine sofortige intensivmedizinische Versorgung erfordern, sind z. B. folgende:

- Hydrocephalus („Wasserkopf")
- Zysten im Gehirn
- Große Lippen-Kiefer-Gaumen-Spalte
- Ösophagusatresie (Unterbrechung der Durchgängigkeit der Speiseröhre)
- Verschiedene Herzfehler (Fehlanlage bzw. Defekte von Herzklappen oder Herz- und Lungengefäßen bzw. der Scheidewand)
- Zwerchfellhernie (Loch im Zwerchfell und Verlagerung des Darms und eventuell der Bauchorgane in den Brustkorb, wodurch die Lungenentwicklung gehemmt wird)
- Myelomeningocele bzw. Spina bifida (Neuralrohrdefekt, das heißt, der Wirbelkanal ist nicht vollständig verschlossen)
- Bauchwanddefekte: Omphalocele (inkompletter Verschluss der Bauchdecke mit Bruchsack, in welchem sich Bauchorgane befinden), Gastroschise (offene Bauchdecke, Darm und eventuell Bauchorgane sind außerhalb des Bauchraumes)
- Darmanomalien: Malrotation und Volvulus (Fehl- oder Verdrehung des Darms und damit eine unterbrochene Blutversorgung), Stenose, Atresie und Ileus (Unterbrechung der Durchgängigkeit des Darms)
- Verschiedene Syndrome, die teilweise mit einer Kombination aus einzelnen oder mehreren Fehlbildungen einhergehen

Die Dauer eines bevorstehenden Krankenhausaufenthaltes kann in den meisten Fällen nur ungefähr angegeben werden, da Kinder in Bezug auf Gesundheit ihr eigenes Tempo haben und sich häufig nicht an die statistischen Durchschnittswerte halten. Je nach Diagnose und Eingriff kann ein Aufenthalt Stunden, Tage, Wochen oder selten sogar Monate dauern.

AKUTE ERKRANKUNG ODER DIAGNOSE

Es kann aber auch vorkommen, dass angeborene Fehlbildungen pränatal nicht erkannt werden. Erst nach der Umstellung der Atmung und des kindlichen Kreislaufes (bei Herzfehlern, Zwerchfellhernien) oder des Verdauungssystems (bei Magen-Darm-Fehlbildungen, Ösophagusatresien) kommt es dann bisweilen zu Auffälligkeiten, wie z. B. Atemschwierigkeiten, bläulicher Verfärbung der Haut durch Sauerstoffmangel (Zyanose), häufigem Erbrechen, vermehrtem Schwitzen beim Stillen bzw. Trinken oder Gedeihstörungen.

Auch andere Erkrankungen, die möglicherweise ebenfalls angeboren sind, jedoch vor der Geburt meist nicht diagnostiziert werden können, rufen die bereits genannten Symptome, vor allem Atemprobleme und Gedeih- oder Entwicklungsstörungen, hervor. Hierbei handelt es sich meist um Stoffwechselerkrankungen. Mithilfe des PKU-Tests, der bei jedem Neugeborenen routinemäßig durchgeführt wird, kann ein Großteil der Stoffwechselerkrankungen nach der Geburt auch ohne Symptomatik diagnostiziert werden. Gendefekte, kindliche Tumore (vor allem Hirntumore, aber auch Tumore anderer Organe) und Formen von Leukämie können die angesprochenen Symptome oder eine Verschlechterung des Allgemeinzustandes des Kindes mit sich bringen.

Häufig sind Symptome und Krankheitszeichen bei Kindern sehr unspezifisch und lassen nicht sofort konkrete Rückschlüsse zu oder einen Verdacht auf eine Diagnose aufkommen. Immer wieder äußern Eltern ein „komisches Gefühl“ und sagen, mit ihrem Kind stimme etwas nicht, haben aber keine konkreten Anhaltspunkte. Die Erfahrung zeigt, dass dieses Gefühl häufig nicht trügt und durch spätere Diagnosestellung bestätigt wird. Doch manchmal ist es ein langer Weg bis zu einer konkreten Diagnosestellung. Viele Eltern sind in solchen Situationen sehr verunsichert, haben das Gefühl, es würde ihnen niemand zuhören und sie würden ignoriert. Angst und Selbstzweifel kommen dann natürlich auf.

Wenn du das Gefühl hast, bei deinem Kind ist etwas nicht in Ordnung, sprich es beim Kinderfacharzt an und hole dir Unterstützung. In den meisten Fällen ist es etwas Harmloses und ich möchte hier auch keine Angst verbreiten, aber in einzelnen Fällen kann doch eine Erkrankung dahinterstecken.

Viele Eltern machen sich im Nachhinein Gedanken oder Vorwürfe, ob man etwaige Symptome einer Erkrankung früher hätte erkennen können und ob man rascher darauf reagieren hätte sollen. Diese Überlegungen sind legitim und nachvollziehbar. Jedoch ist ein Erkennen von krankheitswertigen Auffälligkeiten bei Kindern sehr schwierig. Einerseits sollte man nicht bei jeder Kleinigkeit panisch werden, andererseits möchte man keine schwerwiegenden Probleme und Symptome übersehen oder unbeachtet lassen. Symptome sind bei Kindern, wie bereits erwähnt, in den meisten Fällen sehr unspezifisch. Die gleichen Symptome können z. B. einerseits ein Anzeichen für normale Verdauungsprobleme, andererseits aber auch für eine schwerwiegende Tumorerkrankung sein. Im Rückblick und mit einer gesicherten Diagnose und dem Wissen um und über eine bestimmte Erkrankung sind Symptome und auffällige Verhaltensweisen dann leicht zu identifizieren und damit in Verbindung zu bringen.

Bitte versuche, dir das immer wieder vor Augen zu halten. Niemand kann in die Zukunft blicken, niemand sieht in dein Kind hinein, auch du nicht. Doch lass dich, wenn du ein „ungutes Gefühl" hast, nicht vorschnell abfertigen. Vertrau auf dein Gefühl und fordere ein, ernst genommen zu werden.

Manche Erkrankungen kommen aber auch aus dem Nichts – ohne Vorzeichen und ohne Symptome. Von einer Sekunde auf die andere ist ein Kind in einer lebensbedrohlichen Situation und ringt um sein Leben. Herzerkrankungen (vor allem Rhythmusstörungen), neurologische und Atemwegserkrankungen und der plötzliche Kindstod (SIDS – Sudden Infant Death Syndrome) können rasch zu einer Notfallsituation werden und akute Notfall- und Reanimationsmaßnahmen erforderlich machen. In einer solchen Situation können sich Eltern plötzlich aus ihrem Leben katapultiert und völlig überfordert fühlen. Wie bei der Diagnosestellung einer Erkrankung (auch während der Schwangerschaft) ist in diesem Fall der Schock massiv und zieht einem den Boden unter den Füßen weg.

> *Je nach Situation und Weg bis zu einer Diagnosestellung hast du die unterschiedlichsten Erfahrungen machen müssen und benötigst Zeit, um diese einordnen und verarbeiten zu können. Information und Wissen sind sehr wichtig, um dies alles bewältigen und akzeptieren zu können. Frag beim betreuenden Team so lange nach, bis du alles verstanden hast. Anfangs ist das alles sehr viel – gib dir Zeit, bis du alles verstehen und zuordnen kannst. Dein Gehirn ist in dieser Ausnahmesituation wegen der vielen Eindrücke und Gefühle stark gefordert bzw. überfordert, es braucht Zeit, um alles verarbeiten und speichern zu können. Mach dir Notizen, schreib deine Fragen und auch die erhaltenen Informationen auf – so bekommst du leichter einen Überblick. (Weitere Tipps im Umgang mit intensiven Ausnahmesituationen siehe Kapitel* Neu auf der PICU – Wie geht man mit dieser Situation um?, *S. 61.)*

Nicht vergessen werden darf in diesem Zusammenhang das betroffene Kind. Wenn es kein Neugeborenes oder Säugling mehr ist, können auch bei Kindern verschiedene Gefühle, Gedanken und Ängste nach der Diagnosestellung aufkommen. Wichtig ist hier Ehrlichkeit und der offene Umgang mit den Gefühlen aller Beteiligten, auch wenn dies sehr schmerzhaft sein kann. Erkrankungen, die eine akute intensivmedizinische Versorgung benötigen (wie eine engmaschige Überwachung der Vitalparameter, kreislaufunterstützende Medikamente, Unterstützung bei der Atmung oder Beatmung, Übernahme von ausgefallenen Organfunktionen oder intensive chirurgische Maßnahmen), können sein:

ERKRANKUNGEN, DIE EINE AKUTE INTENSIVMEDIZINISCHE VERSORGUNG BENÖTIGEN	
Respiratorische Erkrankungen	schwere Lungenentzündung durch Grippe- oder RSV (respiratorisches Synzytial-Virus)-Infektionen bzw. COVID19
Stoffwechselerkrankungen	z. B. CF (Cystische Fibrose, Mukoviszidose – vermehrte Produktion von Schleim, vor allem in Lunge, Darm und Bauchspeicheldrüse)
Gendefekte	z. B. SMA (spinale Muskelatrophie – Absterben von Nervenzellen und dadurch Degeneration von Muskeln), Down-Syndrom (Trisomie 21 – bei kombiniertem Herzfehler oder Darmanomalien),

	DiGeorge-Syndrom (Herz mitbetroffen), VACTERL-Assoziation (Kombination komplexer Fehlbildungen, auch Herz, Speiseröhre und Darm betreffend)
·· Cerebrale oder epileptische Krampfanfälle unklarer Genese	z. B. durch Blutungen aufgrund von Gefäßanomalien im Gehirn oder auch Fieber
·· Magen-Darm-Erkrankungen	z. B. Pylorusstenose (Magenausgangsverengung), Volvulus (Darmverdrehung), Invagination (Darmeinstülpung), Atresie (angeborener Darmverschluss), Stenose (Darmverengung), Ileus (Darmverschluss mechanisch oder paralytisch durch Lähmung der Darmmuskulatur), perforierter Appendix (Blinddarmdurchbruch), NEC (nekrotisierende Enterokolitis – schwere Entzündung der Darmwand)
·· Onkologische Erkrankungen	Leukämie, Hirntumor, Organtumore
·· Autoimmunerkrankungen	z. B. Guillain-Barré-Syndrom (Erkrankung der Nerven)
·· Herzrhythmusstörungen (Arrhythmien)	
·· Plötzlicher Kindstod	SIDS (Sudden Infant Death Syndrome) oder ALTE (Apparent Life-Threatening Event – akutes lebensbedrohliches Ereignis)
·· Schwerwiegende Infektionen mit Organbeteiligung und eventuell -schädigung durch Bakterien, Viren oder Pilze	Bronchitis, Pneumonie (Lungenentzündung), Meningitis (Hirnhautentzündung), Sepsis („Blutvergiftung") bis zum septischen Schock, Meningokokkensepsis (schwer verlaufende Komplikation einer Meningitis), Peritonitis (Bauchfellentzündung), nekrotisierende Fasziitis (seltene Haut und Faszien zerstörende bakterielle Infektion), HUS (hämolytisch-urämisches Syndrom mit Auswirkungen auf Blutkörperchen, Blutplättchen und Nieren), Botulismus (durch Neurotoxine ausgelöste absteigende schlaffe Lähmung)

·· Schwerer Verlauf von Kinderkrankheiten	
·· Psychische Erkrankungen	z. B. Selbstverletzung, Suizidversuch

Leider kommt es immer wieder vor, dass trotz größter Bemühungen und langwieriger Diagnoseprozesse keine Diagnose gefunden werden kann. Es sind nicht alle Erkrankungen und Gendefekte erforscht und bekannt.

CHRONISCHE ERKRANKUNG ODER AUFNAHME BEI BEREITS BEKANNTER DIAGNOSE

Manchmal müssen Kinder und Jugendliche mit bereits bekannten Diagnosen wegen einer Verschlechterung ihrer neurologischen (Bewusstsein), respiratorischen (Atmung), kardiovaskulären (Kreislauf) Verfassung oder ihres Allgemeinzustandes erneut auf der PICU aufgenommen und versorgt werden. Wenn in einem solchen Fall eine kurzfristige intensivmedizinische Therapie benötigt wird, ist dies für die meisten Eltern keine neue Situation mehr, da der Umgang mit dieser Erkrankung bzw. die Aufnahme auf der Kinderintensivstation bereits bekannt ist.

> *Kommt es während einem erneuten PICU-Aufenthalt zu einer Veränderung oder Verschlechterung der Prognose, einer Intensivierung der Therapie oder der notwendigen Unterstützung, kann dies wieder eine große Herausforderung für dich als betroffenen Elternteil darstellen und dich in die Zeit und Gefühlswelt der Diagnosestellung zurückwerfen.*

Die intensivmedizinische Behandlung kann hier zur vorübergehenden Überbrückung von „harmlosen" Symptomen oder Allgemeinzustandsverschlechterungen dienen, eine zeitweise Übernahme von Organsystemen darstellen oder aber auch eine langfristige Therapie bzw. kontinuierliche Beatmung (bei Atemproblemen) in die Wege leiten.

Erkrankungen, die eine regelmäßige oder planbare intensivmedizinische Versorgung und Überwachung benötigen

- Angeborene und chronische Erkrankungen bei Verschlechterung der neurologischen, kardiovaskulären oder respiratorischen Situation oder bei Stoffwechselentgleisungen
- Onkologische Erkrankungen bei Verschlechterung der Kreislaufsituation, der Atmung oder der neurologischen Situation
- Autoimmunerkrankung zur Plasmapherese (selektiver Plasmaaustausch zur Antikörperreduktion)
- Urologische Erkrankungen (zur Hämodiafiltration – Verfahren zur Entfernung von giftigen Stoffen im Blut)

GEPLANTE OPERATION

Operationen, Eingriffe oder Untersuchungen, die lange dauern oder eine langfristige Therapie nach sich ziehen, können einen Intensivaufenthalt und eine Überwachung notwendig machen. Die Dauer des Aufenthaltes kann in den meisten Fällen, wie bereits erwähnt, nur ungefähr angegeben werden, da Kinder ihr eigenes Tempo haben und sich häufig „nicht an die Vorgaben halten“.

Gründe für Intensivmedizin

Gründe, warum ein Kind nach einer Operation oder einem Eingriff intensivmedizinisch überwacht und versorgt werden muss:

- Kontinuierliche Beatmung
- Ruhigstellung nach (neuro-)chirurgischen Eingriffen
- Notwendige Sedierung bzw. künstliches Koma
- Hochdosierte Schmerztherapie
- Frühgeburt

Im Vorfeld einer geplanten Operation wird dich der betreuende Arzt beim Aufklärungsgespräch über den Eingriff und die Narkose (Anästhesie) wie auch einen möglicherweise notwendigen Intensivaufenthalt informieren.

AKUTE AUFNAHME NACH UNFALL ODER LEBENSBEDROHLICHER VERLETZUNG

Die akute Aufnahme nach einem Unfall oder einer lebensbedrohlichen Verletzung deines Kindes stellt dein Leben von einer Sekunde auf die andere komplett auf den Kopf. Ob du beim Unfall dabei warst, ihn mitansehen und miterleben musstest oder von jemand anderem (Freunde, Familie, Lehrer, Polizei) darüber informiert wurdest – der Schock sitzt tief. Du hast Todesangst um dein Kind und weißt womöglich bis zum Eintreffen im Krankenhaus nicht, wie es deinem Kind geht. Was ist genau passiert? Wie schwer ist es verletzt? Wird es überleben? Unter Umständen hast du auch das Gefühl, schuld an der Situation zu sein oder du machst dir Vorwürfe, den Unfall oder die Verletzung nicht verhindert zu haben. Wurde der Unfall oder die Verletzung durch jemand anderen verursacht, spürst du vielleicht Wut, Ärger und Zorn. Viele Gefühle drehen sich im Kreis, kein klarer Gedanke ist möglich. Die wichtigste Frage, die sich stellt: Wie geht es meinem Kind? Auf diese normalen Reaktionen und weitere Verhaltensweisen werde ich im Kapitel Reaktionen auf einschneidende Nachrichten *noch genauer eingehen (siehe S. 52).*

Schwere Verletzungen

Verletzungen, die durch einen Unfall verursacht und intensivmedizinisch versorgt werden müssen, sind z. B.:

- Schädel-Hirn-Trauma
- Schädel(basis)bruch
- Hypoxisch-ischämische Hirnschädigung (durch Sauerstoffmangel)

- Schwere Gehirnerschütterung
- Lungenquetschung
- Stumpfes Bauchtrauma mit Organ(ein)riss
- Einfache bis komplizierte Knochenbrüche
- Schleudertrauma
- Verbrennung & Verbrühung
- Verätzung
- Vergiftung
- Polytrauma (mehrere Organsysteme sind betroffen und/oder mehrere Knochen sind gebrochen)

Die genannten Verletzungen passieren hauptsächlich im Haushalt (z. B. Vergiftung, Verätzung, Verbrennung, Sturz aus dem Fenster oder großer Höhe, Ertrinken), im Verkehr (z. B. Autounfall, Auto gegen Fahrrad oder Fußgänger), beim Sport (z. B. Sturz beim Reiten, Radfahren, Skifahren) und beim Spielen (z. B. ungesichertes Klettern). Immer wieder kommen auch Kinder nach einem massiven Hundebiss zur Versorgung und intensivmedizinischen Betreuung auf die PICU.

AUSWIRKUNGEN DER AUSNAHMESITUATION

„Ich konnte nicht mehr klar denken!"
„Man hört es und dann hört man nichts mehr, weil die Ohren klingeln wie nach einer mächtigen Druckwelle!"
„Ich glaube, ich wurde bewusstlos!? Ich kann mich an nichts erinnern!"

So oder ähnlich beschreiben Betroffene die ersten Minuten nach der Benachrichtigung über einen Unfall oder eine lebensbedrohliche Erkrankung ihres Kindes.

REAKTIONEN AUF EINSCHNEIDENDE NACHRICHTEN

Die Diagnosestellung oder Benachrichtigung über einen schweren Unfall oder eine schwere Verletzung lähmt, schockiert und betäubt. Zunächst ist alles überfordernd, man fasst es nicht und fühlt „alles oder nichts“, meist befinden sich die Eltern in einem einzigen Gefühlschaos. Ein so schockierendes Erlebnis ist komplex und jeder erlebt und empfindet es auf seine ganz individuelle Art und Weise. Diese Erfahrungen sind geprägt von bisherigen Erlebnissen, von persönlichen Charaktereigenschaften, von Bewältigungsstrategien und von den persönlichen Einstellungen zu Krankenhaus, Krankheit, Leben, Sterben und Tod.

Wenn du von einer schweren Erkrankung oder Verletzung deines Kindes erfährst, bist du unter Schock. Das Leben deines Kindes wurde physisch, emotional und psychisch ausgehebelt und niemand weiß, ob es gesund wird, lebenslange Schäden davontragen oder im schlimmsten Fall sogar sterben könnte. Wie auch immer du in dieser Situation reagierst, jede Reaktion ist „normal“ in einer solch „nicht-normalen Situation“! Es gibt kein richtiges oder falsches Verhalten!

Zunächst kann bzw. will man es nicht glauben. Man fühlt sich emotional taub. Das kurzzeitige Leugnen ist eine gesunde Bewältigungsstrategie, um die aufkommenden Gefühle auszubalancieren und sich etwas Zeit zu geben, um sich auf das vorzubereiten und einzustellen, was noch kommen wird.

Dass du es erst einmal nicht glauben kannst, ist normal! Das dient deinem eigenen Schutz. Dein Gehirn schützt dich, indem es „Undenkbares“ einfach nicht „wahrnimmt“. Doch wenn der Schock nachlässt, werden sicherlich Angstgefühle, Trauer und Schmerz kommen.

Wenn die erste Lähmung vorbei ist und einen die harte Realität trifft, treten unweigerlich die unterschiedlichsten Gefühle in Erscheinung, wie z. B. Angst, Trauer oder Wut.

Ängste sind vielfältig – Angst vor der aktuellen Situation, vor Therapien, vor Nebenwirkungen, vor Konsequenzen und auch vor dem Tod. Diese Ängste können emotional lähmen (paralysieren) und auch verhindern, dass man Situationen richtig einschätzen und „gute" Entscheidungen treffen kann. Sie nehmen einem im schlimmsten Fall die Chance, die (noch) gegebene Zeit zu nutzen und zu schätzen.

Trauer wird nicht nur nach dem Tod eines geliebten Menschen empfunden. Vorwegnehmende (antizipatorische) Trauer kommt ebenso bei lebensbedrohlichen Erkrankungen und Unfällen vor. Das bedeutet auch, man betrauert den Verlust von Sicherheit, Gesundheit und Normalität. Es kann auch sein, dass man Vorwürfe oder Wut aufkommen spürt – gegen das Schicksal, gegen die behandelnden Ärzte und Pflegepersonen, gegen sich selbst oder unbewusst sogar gegen das kranke Kind.

Du verspürst womöglich Angst vor dem Ende, Frust wegen des Verlustes eures normalen Familienlebens oder weil sich die restliche Welt einfach weiterdreht. Du bist vielleicht verärgert über die Ärzte, weil sie dein Kind nicht sofort heilen können, eifersüchtig auf Freunde, weil sie gesunde Kinder haben oder empört über Gott, weil er so etwas zulässt. Es ist in Ordnung, wenn du in einer solchen Situation wütend oder zornig wirst!

Der anhaltende Stress macht müde und gereizt, oft auch anderen gegenüber. Wie in einer Achterbahn der Gefühle kann es zu Schuldgefühlen wegen der oben genannten Emotionen und Verhaltensweisen kommen. Es kann sein, dass man schnell weint, keinen Schlaf findet und einfach nur davonlaufen möchte. Das sind normale Verhaltensweisen und Reaktionen auf die Verletzung oder Erkrankung des eigenen Kindes.

Im weiteren Verlauf fühlt man sich möglicherweise deprimiert aufgrund der Situation und Umstände, denen man selbst und auch die Familie ausgeliefert ist. Zusätzliche Verantwortung, verlorene Möglichkeiten und ein verändertes Familienleben können überfordernd sein, besonders wenn noch unklar ist, wo man Unterstützung findet und wo die „intensive Reise" hingehen wird. Die große Hilflosigkeit, die man als Elternteil in einer solchen Lage verspürt, kann das Vertrauen und die Hoffnung in eine gute Zukunft zerstören und einen auch seiner Identität als Elternteil berauben.

Nach einer gewissen Zeit akzeptiert man notgedrungen die Situation und Veränderungen, sucht einen Weg, damit umzugehen und findet auch wieder zu mehr Stabilität. Wenn es so weit ist, fällt es leichter, Hilfe und Unterstützung vom Umfeld anzunehmen.

Schlussendlich erreicht man die letzte Stufe der Akzeptanz, wenn man seinen eigenen Weg im Umgang mit Rückschlägen, schlechten Nachrichten, schweren Tagen und zusätzlichen Belastungen findet und seine eigenen Bewältigungsstrategien entwickelt. Dann findet man sich mit einer Art von Routine und Tagesstruktur auch in dieser Ausnahmesituation zurecht.

Aus welchem Grund auch immer dein Kind eine Behandlung auf der Kinderintensivstation benötigt – dies ist zweifellos beängstigend und emotional belastend für dich! Während dieser intensiven Zeit wirst du dich wahrscheinlich fremd und unsicher fühlen und nicht wissen, was du Gutes für dein Kind tun kannst. Es braucht dich in dieser neuen und beängstigenden Lage ganz besonders. Es gibt viele verschiedene Möglichkeiten, wie du für dein Kind da sein kannst – je nachdem, wie es ihm geht und in welchem Zustand es sich befindet. Frag einfach beim behandelnden Team nach, ob du kleine Aufgaben übernehmen kannst.

Eine Intensivtherapie kann für alle Betroffenen sehr stressig und belastend sein. Das Wissen um die eigenen Stressfaktoren hilft wesentlich, besser mit dem eigenen Stress umzugehen, um so dem kranken Kind Sicherheit zu geben.

Leider kommt es – selten, aber doch – vor, dass Kinder auf der PICU versterben, trotz modernster Medizin und fortschrittlicher Technik. Die Nachricht über den Tod oder den bevorstehenden Tod des eigenen Kindes ist das schlimmste Erlebnis, das einem Menschen widerfahren kann. Auf mögliche Reaktionen und Verhaltensweisen und einen hilfreichen Umgang damit gehe ich in den Kapiteln *End-of-Life-Care, Sterben und Tod* (siehe S. 129) und *Rückschritte und Wendepunkte* (siehe S. 142) ein.

STRESSFAKTOREN – WAS KANN ELTERN AUF EINER PICU STRESS BEREITEN?

Stress entsteht durch eine übermäßige psychische und/oder physische Herausforderung bzw. wenn eine Situation dem eigenen Empfinden nach nur schwer kontrolliert werden kann, aber für den Betroffenen als bedeutend empfunden wird. Traumatische Ereignisse sind extreme Stresserlebnisse und führen zu Dauerstress. Das Risiko für stressassoziierte Erkrankungen steigt somit bei stark traumatisierten Personen an.

Stress in Hinblick auf das Kind

Für Eltern eines kritisch kranken oder verletzten Kindes stellt das veränderte Aussehen und Verhalten ihres Kindes eine der größten Herausforderungen dar. Meist liegen akut aufgenommene, kritisch kranke Kinder reaktionslos oder leblos im Bett, umgeben von Geräten, Kabeln und Monitoren. Zahlreiche Schläuche führen in das und aus dem Kind. Eine veränderte Hautfarbe und Schwellungen führen zu einem beängstigenden Anblick.

Ist das Kind wach oder teilweise wach, fühlen sich die Eltern häufig sehr belastet, ihr Kind mit Schmerzen, in Angst oder weinend sehen zu müssen und nicht helfen zu können. Medizinische oder schmerzhafte Eingriffe, die am Kind vorgenommen werden müssen, wie z. B. Zugänge legen, Blutabnahmen oder Operationen, sind für Eltern bisweilen überfordernd und können großen Stress auslösen. Die Ungewissheit hinsichtlich der Diagnose, der Prognose, des Ausgangs und der Langzeitfolgen, wie z. B. Beeinträchtigungen oder Behinderungen, stellt eine Dauerbelastung für sie dar.

Eltern haben meist eine genaue Vorstellung oder konkrete Wünsche für die Zukunft ihres Kindes, welche aufgrund dieser Ungewissheit bedroht sind. Die kritische Situation und der drohende Tod ihres Kindes bringen Eltern an die Grenzen ihrer Belastbarkeit.

Stress in Hinblick auf die aktive Elternrolle

Der Verlust der aktiven Elternrolle ist für Eltern der vermutlich schwerwiegendste Stressfaktor. Eltern müssen einen Identitätswandel vollziehen – mit dem Wissen, nun Elternteil eines akut kranken Kindes zu sein. Dieser Prozess ist sehr schwierig und schmerzhaft und bringt Eltern in eine Situation, mit der sie nicht umgehen können.

Die physische und psychische Distanz zum eigenen Kind belastet sehr. Nicht nur die eingeschränkten Besuchszeiten, sondern auch die Hilflosigkeit, wenn das Kind Schmerzen hat, es nicht selbst versorgen und pflegen zu können, tragen zur Belastung der Eltern bei. Auch die Abhängigkeit von Geräten und vom medizinischen Personal belasten enorm. Eltern fühlen sich häufig als „Experten" ignoriert und nicht in Entscheidungsfindungen und Therapiegespräche einbezogen. In extremen Fällen haben manche Eltern sogar den Eindruck, das Kind „gehöre dem Krankenhauspersonal".

Eltern müssen oft ein „Parallelleben" zum Krankenhaus führen. Die Verantwortung für mögliche Geschwisterkinder, weitere Familienmitglieder und den Partner, Jobverpflichtungen und der Haushalt setzen sie stark unter Druck. Dies führt oft zu Konflikten.

Weiters quälen sie bisweilen Schuldgefühle, die Situation verursacht oder nicht verhindert zu haben. Die Ungewissheit über den Ausgang, die Prognose und Sorgen hinsichtlich der Zukunft, möglicher Langzeitfolgen und finanzieller Belastungen können zusätzlich Existenzängste auslösen. Vorangegangene negative Erfahrungen und Erlebnisse können sich genauso belastend auswirken wie der unterschiedliche Umgang der beiden Elternteile mit dieser Situation.

Stress durch die PICU-Umgebung

Die Aufnahme eines kritisch kranken Kindes auf der Intensivstation bringt Eltern manchmal bereits am Weg dorthin ans Ende ihrer Kräfte. Auf der PICU angekommen, sind sie mit Hightech-Equipment und einer Vielzahl an beängstigenden Alarmen und Geräuschen konfrontiert. Die offenen, einsehbaren Pflegeeinheiten und die ständige Wachsamkeit des medizinischen Personals lassen kaum Privatsphäre zu. Das durchgehend grelle Licht und die unpersönliche nicht-kinderfreundliche Umgebung belasten zusätzlich. Die strikten Vorschriften, wie z. B. reglementierte Besuchszeiten nur für Eltern und das Warten vor der Station während mancher Eingriffe oder Untersuchungen erleben viele Eltern als veraltet und unnötig.

Ein weiterer Stressfaktor ist das unfreiwillige Miterleben der Umstände anderer Kinder und deren Familien. Nicht nur das Erleben von Akut-, Notfall- und Reanimationssituationen oder sogar des Todes eines anderen Kindes, auch das Erleben der Hilflosigkeit, Traurigkeit und Verzweiflung anderer Eltern und Gespräche mit ihnen können massiven Stress verursachen.

Fehlende Ablenkungsmöglichkeiten, ein ungemütlicher und unfreundlicher Wartebereich und unzulängliche Ruhe- bzw. Schlafmöglichkeiten für Eltern sind weitere Faktoren, welche zu einer Belastung in dieser bereits fordernden Situation werden können.

Stressfaktoren in Hinblick auf das Personal

Für Eltern ist es sehr schwierig, mit all den neuen Eindrücken auf einer PICU umzugehen, sie verarbeiten zu können und einen Überblick zu bekommen. Fehlendes Vertrauen in die Kompetenz des medizinischen Personals versetzt Eltern in Unsicherheit, vor allem, wenn sie das Kind allein auf der PICU zurücklassen müssen.

Weitere mögliche Belastungen, die Eltern verunsichern und stressen:

- Medizinisches Personal stellt sich nicht namentlich und mit Zuständigkeitsbereich vor
- Kühle, distanzierte Kommunikation rund um das kranke Kind
- Unpassendes Verhalten des Personals (z. B. zu viel oder zu wenig sprechen)
- Spürbare Konflikte im Team
- Zu viele verschiedene Therapeuten, die für das kranke Kind zuständig sind
- Medizinisches Personal ist bei Fragen oder Bedenken nicht erreichbar
- Eltern fühlen sich aufgrund ihrer Herkunft, ihrem Bildungsgrad, ihrem sozialen Status oder ihrer Religion diskriminiert

Stressfaktoren in Hinblick auf die Informationsweitergabe

Die Intensivstation ist für Eltern eine meist komplett neue und überfordernde Umgebung. Kaum jemand hat schon Erfahrungen in diesem Bereich gemacht. Deshalb sind Eltern auf kompetente und verständliche Informationen durch das medizinische Personal regelrecht angewiesen.

Eltern müssen sich erst einmal in dieser neuen Situation zurechtfinden und können dann versuchen, die Informationen und Zusammenhänge zu verstehen. Besonders belastend ist es, wenn Eltern unterschiedliche oder widersprüchliche Auskünfte erhalten oder wenn sie das Gefühl bekommen, dass ihnen Informationen über den Zustand ihres Kindes vorenthalten oder nicht zeitgerecht vermittelt werden.

Stressreaktionen

In einer akuten Stresssituation werden vermehrt körpereigene Opiate freigesetzt. Diese können zu einer Art Betäubung oder zum Erstarren führen, die Schmerzwahrnehmung wird gehemmt. Diese Reaktion erlaubt dem Organismus, überfordernde Belastungen zu überstehen und Elemente der traumatischen Erfahrung zu vergessen bzw. zu verdrängen. Man spricht hier von der „Gnade der Betäubung", einem Schutzmechanismus des Gehirnes, da die Psyche den kompletten Schmerz nicht aushalten könnte. Intensive Emotionen, aber auch das Fehlen von Emotionen, sind eine normale Folge.

Stressreaktionen sind unspezifische Antworten des Körpers auf traumatisierende Reize. Man ist nicht krank oder verrückt, wenn man die beschriebenen Symptome und Verhaltensweisen erlebt. All diese Erfahrungen mögen unangenehm sein, sie sind aber Teil des Verarbeitungsprozesses. Wenn man den Prozess dieser gegensätzlichen, zunächst noch unbewusst ablaufenden Reaktionen versteht, kann man sich diese bewusst machen und fühlt sich nicht mehr so ausgeliefert. Professionelle Begleitung in diesem Verarbeitungsprozess kann nicht ungeschehen machen, was passiert ist, hilft aber, Reaktionen wie Angst und Schuldgefühle und auch die persönliche Bewertung des Ereignisses zu bearbeiten.

Was macht Stress mit dir?

Stress nimmt dein Gehirn in die Zange! Es werden Stresshormone ausgeschüttet, die dich beim „normalen Denken" und in deiner Konzentration behindern. Da Flucht oder Kampf (unsere Urinstinkte bei einer Bedrohung) keine Reaktionsmöglichkeiten auf den enormen Stress einer Diagnosestellung sind, bleibt dir zunächst als einzige Möglichkeit das Erstarren. Dadurch steigt das Gefühl der Hilflosigkeit und dein Gehirn reagiert mit Abspaltung (Dissoziation) darauf. Das heißt, du hast womöglich das Gefühl, nur noch zu funktionieren, neben dir zu stehen oder „verrückt" zu werden. Du fühlst dich eventuell motorisch und psychisch erstarrt und kannst nicht mehr oder nur mehr bedingt auf Umweltreize reagieren. Alles erscheint dir unwirklich, weit weg oder wie in einem Film. (Wie du mit Stress besser umgehen kannst, siehe Kapitel Reaktionen auf einschneidende Nachrichten, *S. 52.)*

STRESSREAKTIONEN AUF DER PICU

Normale Gefühle	Angst, Wut, Schock, Hilflosigkeit, abgrundtiefe Traurigkeit, emotionale Taubheit, Kontrollverlust, Zweifel, Verunsicherung, Panik, Schuldgefühle und viele mehr
Normale Verhaltensweisen	Weinen, Selbstvorwürfe, Leugnung, Rastlosigkeit, Hyperaktivität, Verwirrung, Zerstreutheit, Konzentrationsschwierigkeiten, Erschöpfung, Halluzination, Schlafstörung, Appetitstörung, sozialer Rückzug und viele mehr
Übliche körperliche Reaktionen	„Stein im Magen", Beklemmung in der Brust, zugeschnürte Kehle, Überempfindlichkeit gegen Lärm, das Gefühl, neben sich zu stehen, Atemlosigkeit, Kurzatmigkeit, Energielosigkeit, Erschöpfung, Verdauungsprobleme, Mundtrockenheit, Schmerzunempfindlichkeit und viele mehr

Krise und Psychotrauma

Eine akute Krise bedeutet den Verlust des seelischen Gleichgewichts. Sie tritt auf, wenn Ereignisse oder Situationen nicht bewältigt werden können, wenn die eigenen Möglichkeiten und Ressourcen nicht mehr ausreichen. Sie kann durch ein plötzlich auftretendes Ereignis, wie z. B. einen schweren Unfall oder eine plötzliche schwere Erkrankung, ausgelöst werden.

Die kurz-, mittel- und langfristigen Folgen einer solchen potenziell traumatisierenden Belastungssituation sind sehr individuell und variieren stark. Die meisten menschlichen Verhaltensweisen, die darauf folgen, stellen eine „normale" Reaktion auf ein „nicht-normales" Ereignis dar. Manche Symptome beginnen sofort und klingen bereits nach wenigen Stunden oder Tagen wieder ab (akute Belastungsreaktion – ABR). Andere hingegen bleiben über mehrere Wochen (akute Belastungsstörung – ABS) oder sogar über Monate bestehen oder treten überhaupt nach Monaten erstmals auf (posttraumatische Belastungsstörung – PTBS). Bei einer posttraumatischen Belastungsstörung sollte man unbedingt professionelle Unterstützung in Anspruch nehmen!

Im Anhang finden sich detaillierte Informationen zu den Themen Krise, Psychotrauma und Trauer (siehe S. 195 ff.).

Die Gefühle und Reaktionen, die du in dieser stressigen Ausnahmesituation empfindest und durchlebst, sind ganz normal und stellen nicht nur für dich, sondern für jeden Betroffenen eine enorme Belastung dar. So wie ein körperliches „Ereignis", ein Sturz z. B., blaue Flecken oder gebrochene Knochen mit sich bringt, hat eine psychische Belastung unweigerlich Auswirkungen, die ernst genommen und bearbeitet gehören – so wie ein gebrochenes Bein geröntgt und mit einem Gips versorgt wird.

All diese Erfahrungen mögen unangenehm sein, sind aber Teil des Verarbeitungsprozesses. Wenn du das Bedürfnis hast, über diese Gefühle, Reaktionen und Verhaltensweisen zu sprechen, wende dich an das betreuende Team und bitte um professionelle Hilfe und Begleitung in dieser Zeit.

"Mir geht es gut!"

Petra wird nach einem schweren Unfall vom Notarzt zu uns auf die Station gebracht. Ein Autolenker hat die Kontrolle über sein Fahrzeug verloren, ist von der Straße abgekommen, wurde über die Leitplanke geschleudert und ist auf der gegenüberliegenden Straßenseite zum Liegen gekommen. Dabei hat er Petra, die mit ihrem Vater mit dem Fahrrad unterwegs war, schwer verletzt.

Petra wird auf der PICU notfallmäßig versorgt und in den OP gebracht. Währenddessen kümmert sich das Team auch um den Vater. Er steht unter Schock und kann noch gar nicht fassen, was geschehen ist. Er versucht, den Ablauf der Ereignisse zu rekonstruieren und teilt einzelne bruchstückhafte Erinnerungsfetzen mit. Er wirkt stark und gefasst. Als ich ihn nach eigenen Verletzungen frage, atmet er das erste Mal durch und beginnt, sich zu spüren. „Mir geht es gut!", ist seine erste Reaktion. Ich versichere ihm, dass Petra im OP bestens versorgt wird und bitte ihn, sich im Krankenhaus durchchecken zu lassen, da es sein kann, dass er aufgrund des Schocks und der Konzentration auf Petra eigene Verletzungen gar nicht spürt. Mit einer Begleitperson geht er in die Notaufnahme und lässt sich untersuchen.

Kurze Zeit später kommt er zurück auf die Station, diesmal in Begleitung seiner Frau, der Mutter von Petra. Sie wirkt sehr aufgeregt und nervös und kann keinen klaren Gedanken fassen. Sie stellt immer wieder die gleichen Fragen und entschuldigt sich, dass sie sich nichts merken kann und dass sie normalerweise nicht so „überdreht" ist. Ich erkläre ihr die Situation, dass Petra im OP gut versorgt ist und ich jetzt Zeit habe, noch mal alles in Ruhe zu wiederholen. Nach dem Gespräch kann sie sich ein bisschen beruhigen und beginnt, wieder koordinierter zu denken.

Bereits kurz nach der Operation wacht Petra auf, ist zwar noch etwas verwirrt infolge der Narkose, kann aber bereits wieder scherzen. Beide Eltern sind sehr erleichtert, dass Petras Kopfverletzung im OP gut versorgt werden konnte.

NEU AUF DER PICU – WIE GEHT MAN MIT DIESER SITUATION UM?

GEFÜHLE DER ELTERN

Wie geht man mit all den belastenden Gefühlen um, wenn man als Elternteil auf die PICU kommt? Wie kann man inmitten dieses Sturms, dieser ungewissen und schwierigen Ausnahmesituation, gelähmt durch den Schock und unfähig, einen klaren Gedanken zu fassen, zur Ruhe kommen und wieder eine Balance finden?

Das Wissen um die Normalität der unterschiedlichsten Gefühle – ohne Wertung und Urteil – hilft, diese leichter zu akzeptieren und zuzulassen. Diese Emotionen kommen in Wellen, nacheinander, gleichzeitig oder auch wiederkehrend. Sich den eigenen Gefühlen zu stellen und sie nicht zu verstecken, ist sehr hilfreich. Nur so kann man Probleme verarbeiten.

Oft helfen Gespräche, um herauszufinden, um welche Gefühle es sich handelt und ob Ängste begründet oder unbegründet sind. Irrationale Sorgen können große Probleme bereiten, es ist daher wichtig, sie auszusprechen und gegebenenfalls zu entkräften. Solche Gespräche können Türen öffnen, neue Möglichkeiten aufzeigen und daher auch entlasten!

Gefühle und Gedanken ansprechen

Auch wenn du dich schwertust, über deine Ängste zu sprechen, versuche es! Sprich mit deinem Partner, mit Freunden, der Familie oder dem behandelnden Team im Krankenhaus über deine Gefühle und Ängste. Sprich aus, was dich belastet.

- Hast du Angst vor Leid und Schmerz? Angst, mit der intensiven Erfahrung nicht umgehen zu können? Angst, nicht richtig für dein krankes Kind und die Geschwisterkinder da sein zu können? Angst vor lebenslangen Folgen für dein Kind? Angst vor dem Tod deines Kindes? Angst, mit der intensiven Trauer um dein Kind nicht leben zu können?
- Oder verspürst du Wut und Zorn? Unbändige Wut auf alles und jeden?
- Oder empfindest du abgrundtiefe Traurigkeit?
- Hast du depressive Gefühle, die dich lähmen oder hinunterziehen?
- Oder empfindest du gar nichts? Bist du taub und leer?

Einmal ausgesprochen verlieren manche Gefühle und Gedanken ihre Schwere und lindern den Druck, den sie verursachen. Probiere es aus!

INFORMATION UND WISSEN

Um in einer Ausnahmesituation auf der PICU wieder Kontrolle zu erlangen, hilft es den Eltern, Informationen zu sammeln. Informationen sind wichtig, um sich handlungsfähig und nicht ausgeliefert zu fühlen und um verstehen zu können, was gerade mit dem Kind passiert. Elterninformation ist keine Gefälligkeit von Ärzten und Pflegepersonen, es ist ihre Pflicht!

Wenn möglich, sollte man zu allen wichtigen Gesprächen Unterstützung mitnehmen, damit man diese Unterhaltungen nicht allein führen muss und man sich danach über alle Informationen austauschen kann. Es hat sich bewährt, eine Liste mit allen Fragen, die im Laufe der Zeit aufkommen, anzufertigen. Auch ein Protokoll der Antworten ist wichtig, denn diese können im Gespräch zwar sinnvoll erscheinen, später jedoch verwirren und weitere Fragen aufwerfen. Da bei Besprechungen oft nicht viel Zeit ist, sollte man sich, wenn möglich, im Vorhinein darauf vorbereiten und eine Liste mit Fragen und den zu besprechenden Punkten (oder zumindest Papier und Stift) mitnehmen. Im Folgenden ist eine Auswahl an möglichen Fragen und Besprechungspunkten aufgelistet.

Besprechungsliste

Mögliche Fragen und Themen für Besprechungen mit dem betreuenden Team:

- ◯ Wie ist die genaue Bezeichnung der Diagnose? (eventuell schriftlich geben lassen)
- ◯ Welche Auswirkungen kann die Erkrankung/Verletzung haben?
- ◯ Wie sieht die Prognose aus? (mit und eventuell ohne Therapie)
- ◯ Gibt es einen zeitlichen Therapieplan?
- ◯ Gibt es Risiken?
- ◯ Welchen Nutzen hat das Kind von dieser Behandlung? Wie lange?
- ◯ Gibt es andere Therapiemöglichkeiten?
- ◯ Wie sieht die Schmerztherapie aus? Ist eine Sedierung notwendig? Wenn ja, wie lange?

- ○ Gibt es Nebenwirkungen? Wenn ja,
  - sind diese normal oder besorgniserregend?
  - sind diese kurzfristig oder langfristig?
  - waren diese erwartet oder gibt es Komplikationen?
  - ändert das etwas an der Prognose?
- ○ Wie ist das weitere Vorgehen geplant?
- ○ Sind die Symptome ansteckend (oder vererbbar)? Könnten andere Angehörige auch betroffen sein?
- ○ Wer ist der betreuende Facharzt für das Kind? (Name und Berufsbezeichnung, Spezialisierung)
- ○ An wen kann man sich bei Fragen und Unklarheiten wenden?
- ○ Weitere Fragen:

Wenn man das Gefühl hat, nicht ausreichend informiert worden zu sein, wenn man Informationen nicht verstanden hat oder noch nicht aufnehmen, verarbeiten und sich merken kann, sollte man noch einmal nachfragen. Wie bereits erwähnt, wollen manche Betroffene alles wissen, andere wiederum nicht. Beides ist in Ordnung, denn manche Informationen können auch überfordernd und erdrückend sein.

> *Du entscheidest auf der PICU selbst, wie viele Informationen du bekommen möchtest und wie weit du in Entscheidungsprozesse eingebunden werden willst. Gib dem betreuenden Team Bescheid.*

Mithilfe von medizinischem Wissen und der informierten, elterlichen Weisheit können gemeinsam mit dem betreuenden Team gute und tragbare Entscheidungen getroffen werden. Ist man jedoch nicht mit allen Entscheidungen einverstanden, sollte man sich mit seinen Bedenken offen und klar an die verantwortliche Person wenden.

Falls die Gesprächsbereitschaft mangelhaft oder zurückhaltend ist, sollte man nicht aufgeben. Wichtige Informationen dürfen eingefordert werden und man sollte keine Bedenken haben, dass nachdrückliches Nachfragen Konsequenzen hinsichtlich der Betreuung des Kindes haben könnte. Manchmal ist nur eine gewisse Unsicherheit oder Unfähigkeit des betreuenden Teams, „unbequeme" Gespräche zu führen, der Grund, warum nicht offen und aktiv auf die Eltern zugegangen wird. Manchmal ist eine zurückhaltende Informationsweitergabe aber auch einem Mangel an neuen Informationen geschuldet. Das betroffene Kind wird aber zu jeder Zeit nach bestem Wissen und mit aller nötigen Sorgfalt behandelt und betreut.

Findet man aber wirklich kein offenes Ohr oder fühlt sich nicht ernst genommen oder sogar übergangen, dann gibt es verschiedene Möglichkeiten, sich Unterstützung und Beistand zu holen. Man kann beim Patientenombudsmann oder der Beschwerdestelle im Krankenhaus Probleme und Schwierigkeiten melden, mithilfe der Kinder- und Jugendanwaltschaft oder der Patienten- und Pflegevertretung Fragen bezüglich seiner Rechte klären.

SPIRITUALITÄT ALS QUELLE DER KRAFT

Spiritualität und Glaube sind nicht an eine bestimmte Religion gebunden. Für jeden bedeuten und beinhalten diese Begriffe etwas anderes. Spiritualität, oder wie immer man es bezeichnen mag, bedeutet für die meisten Menschen, an eine höhere Macht zu glauben, an das Schicksal, an „etwas", an eine „Seele", an ein Leben nach dem Tod oder an etwas ganz anderes. Spiritualität kann eine große Ressource und Quelle für Hoffnung und „Ruhe" sein.

> *Sprich mit einer Vertrauensperson, einem Seelsorger, Freunden oder deiner Familie, wenn dich Gedanken und Gefühle in dieser Richtung belasten.*

Durch das einschneidende Erlebnis, das zu dieser Ausnahmesituation auf der PICU geführt hat, können Glaube und Spiritualität stark ins Wanken geraten. Viele Fragen und Zweifel kommen auf, Weltbilder drohen einzustürzen.

Es kann helfen, wenn du mit offenem Geist deine Fragen und Unsicherheiten zulässt und deine (Lebens-)Einstellungen hinterfragst. Vielleicht kannst du für dich passende Antworten finden und es tun sich neue Sichtweisen auf. Und manchmal entstehen aus offenen und ehrlichen Gesprächen – auch mit deinem betroffenen Kind – neue Möglichkeiten und wunderschöne und beruhigende Geschichten.

Die vorhandenen (Lebens-)Einstellungen können großen Einfluss auf den Umgang mit schwierigen Situationen haben. Teilweise erzählen schwer kranke Kinder davon, von Engeln besucht worden zu sein, von bereits verstorbenen Familienangehörigen geträumt oder mit ihnen gesprochen zu haben. Sie erzählen, dass es schön und gut werden wird und sie schmerzfrei sein werden. (Weitere Infos zu diesem Thema siehe Kapitel *Reaktionen und Verhaltensweisen von Kindern verstehen und darauf eingehen,* S. 104.)

Auch wenn es in diesem Moment unglaublich schmerzhaft ist, kann ein solch tiefgründiges Gespräch mit deinem Kind hilfreich, wunderschön und beruhigend sein – für euch beide.

Verbundenheit

Sabine hat während ihrem Aufenthalt auf der PICU ihre beiden Töchter Anna und Lena verloren. In ihrem Trauerprozess setzt sie sich ganz intensiv mit dieser Zeit auseinander. Um auch anderen Eltern in dieser Ausnahmesituation eine Stütze zu sein, sie handlungsfähig zu machen und sie im Verarbeitungsprozess zu begleiten, hat sie Kerzen gebastelt. Diese liebevoll gestalteten Teelichter können die Eltern während ihres Aufenthaltes auf der PICU oder in Wartezeiten in der hauseigenen Kapelle anzünden. Diese Idee verbindet Eltern mit demselben Schicksal und vermittelt ihnen das Gefühl, mit ihren Problemen nicht allein zu sein. Die Ruhe und die Stille in der Kapelle geben Sicherheit und machen sie zu einem Raum der Geborgenheit und Stabilität, wo Eltern und Angehörige ihre Gedanken sortieren können.

GEFÜHLE DES BETROFFENEN KINDES

Manche Eltern glauben, sie kennen und spüren die Gefühle und Ängste des eigenen Kindes ganz genau. In schwierigen Situationen wie auf der PICU ist dies jedoch gar nicht so leicht, da Kinder häufig ihre Gefühle verstecken, um ihre Eltern und das Umfeld zu schützen und zu schonen. Kinder verschiedenen Alters haben einerseits viel gemeinsam, andererseits aber auch sehr unterschiedliche Gedanken, Gefühle und Ängste. Es ist wichtig und hilfreich, offen und ehrlich mit dem Kind (und auch den Geschwisterkindern) über die Situation zu sprechen. Man sollte sich auf das Gespräch einlassen und sich im Vorfeld nicht zu viele Gedanken darüber machen. Man kann Kindern durchaus sagen, dass es hilft, wenn man ehrlich über alles spricht, auch wenn dies schmerzhaft sein könnte. Kinder führen für gewöhnlich Erwachsene im Gespräch und stellen nur Fragen, für deren Antwort sie auch bereit sind. Wenn sie genug Auskünfte erhalten haben, wechseln Kinder meist das Thema und beginnen vielleicht später noch einmal damit, wenn sie weitere Informationen benötigen.

Wichtige Gespräche mit dem Kind

Fragen, die du deinem Kind stellen kannst, um zu zeigen, dass du offen für ein gemeinsames Gespräch bist:

- Was beschäftigt dich?
- Was sind deine Gedanken?
- Was macht dir Angst?

Wenn du bei einem Gespräch mit deinem Kind Hilfe benötigst, bitte das betreuende Personal um Unterstützung. Mithilfe von Anschauungsmaterial, Puppen, Bildern und Videos kannst du deinem Kind mögliche Fragen über die Krankheit und den Verlauf beantworten.

BEDÜRFNISSE DER ELTERN

Sich um ein schwer oder lebensbedrohlich krankes Kind zu kümmern, ist eine große Herausforderung. Die Mehrfachbelastung ist enorm: die eigenen Emotionen und die der Familie, das hilflose Miterleben von Schmerz und Leid des eigenen Kindes, die Veränderungen im Familienleben, das Hin und Her zwischen Krankenhaus, Familie, Arbeit und Haushalt, das medizinische Neuland, das unvorbereitet betreten wurde und vieles mehr. Wo bleibt man selbst in dieser Zeit?

Du bist auf der PICU mit allem rundherum so beschäftigt, dass du ganz auf dich selbst vergisst. Doch die Frage ist: Wie kann man sich gut um sein kritisch krankes Kind kümmern? Nur wenn man sich auch gut um sich selbst kümmert! Deine eigenen Bedürfnisse gehören trotz der schwierigen Situation unbedingt beachtet und befriedigt.

Man kann nur gut helfen, wenn es einem selbst relativ gut geht. Wenn man ausgelaugt ist, ist man keine große Unterstützung und Hilfe. Kleinigkeiten bringen einen dann schnell aus dem Gleichgewicht. Belangloses empfindet man dann bereits als schlimm und bedrohlich, ein kleiner Tropfen kann das Fass zum Überlaufen bringen. Es ist daher jederzeit wichtig, für emotionalen und körperlichen Ausgleich zu sorgen. Eltern glauben das häufig anfangs nicht, weil sie automatisch die Bedürfnisse des Kindes über die eigenen stellen. Dies funktioniert auch für eine kurze Zeit, aber schwierig wird es, wenn es länger dauert. Man weiß für gewöhnlich im Vorhinein nicht, wie lange eine Erkrankung und der damit verbundene Krankenhausaufenthalt dauern werden.

Deine eigenen Notizen

Kraft schöpfen

Es gibt Dinge, die du trotz der schwierigen Situation für dich tun kannst und sollst:

- ◯ Du brauchst Flüssigkeit. Trink ausreichend (nicht nur Kaffee oder Wasser!).
- ◯ Du brauchst Kraft. Iss regelmäßig, auch wenn es nur eine Kleinigkeit ist.
- ◯ Du brauchst Nährstoffe und Vitamine. Lass dir Obst oder etwas Gesundes schmecken.
- ◯ Du brauchst frische Luft. Sorge für Erholungspausen in der Natur (oder zumindest draußen).
- ◯ Du brauchst Energie. Versuche, ausreichend zu schlafen.
- ◯ Du brauchst hin und wieder einen Tapetenwechsel. Lade gute Freunde zu einem Gespräch ein.
- ◯ Was könnte dir noch helfen?

Im Krankenhaus gibt es meist die Möglichkeit, in einer Begleitunterkunft zu übernachten, um in der Nähe des kranken Kindes sein zu können, denn es ist zunächst unvorstellbar, sein Kind in einer schwierigen Situation im Krankenhaus allein zu lassen. Doch es ist wissenschaftlich bewiesen, dass der Schlaf zu Hause im eigenen Bett viel erholsamer ist. In Hinblick auf die eigene Gesundheit sollte man dies hin und wieder zumindest in Betracht ziehen. Wenn Hilfsangebote von Familie und Freunden kommen, darf man diese mit gutem Gewissen annehmen. Die meisten Verwandten und Freunde sind froh, irgendwie helfen zu können. Sie können das Kind zwar nicht heilen, aber in schweren Zeiten eine Stütze zu sein, hilft auch ihnen, besser mit ihren eigenen Emotionen umzugehen. Es gibt viele verschiedene Möglichkeiten, wie sie helfen und für etwas Entlastung sorgen können.

Hilfe annehmen

Du musst nicht alles allein stemmen! Dein Umfeld könnte kochen, waschen, einkaufen gehen, Geschwisterkinder beaufsichtigen, dich für eine kurze Zeit im Krankenhaus ablösen, mit dir spazieren gehen oder viele andere Dinge tun.

Bitte um Hilfe und nimm angebotene Unterstützung ohne schlechtes Gewissen an!

Auch wenn zum betreuenden Team des Kindes ein enges Verhältnis besteht und bereits eine gute Beziehung aufgebaut werden konnte, haben die meisten Teammitglieder meist nicht die Ausbildung dafür, die betroffenen Eltern in allen Belangen zu unterstützen. Um weitere professionelle Unterstützung zu erhalten, ist es deshalb ratsam, psychologische oder psychotherapeutische Beratung einmalig oder auch längerfristig in Anspruch zu nehmen. Eine solche Beratung und Begleitung sollte nicht grundsätzlich abgelehnt werden, denn sie ist in einer krisenhaften Situation sehr hilfreich. Es ist leider immer noch eine weit verbreitete Meinung, dass nur „kranke" oder „verrückte" Menschen psychologische Hilfe benötigen. Doch ganz im Gegenteil zeugt es von Vernunft, sich in einer schwierigen Ausnahmesituation psychologische Unterstützung zu organisieren. Bei körperlichen Verletzungen (wie dem bereits erwähnten gebrochenen Bein) geht man ganz selbstverständlich zu Profis ins Krankenhaus. Wenn einen ein traumatisches Erlebnis aus der Bahn wirft, das Gehirn mit belastenden Eindrücken überladen und überfordert ist, auf „Notstrom schaltet" und die Hirnleistung sinkt, dann glauben viele, es allein schaffen zu müssen. Professionelle Helfer können Leid und ein Trauma nicht verhindern, aber sie können helfen, neue Möglichkeiten zu finden, damit umzugehen und es zu bewältigen.

Wenn du im Moment keine Hilfe in Anspruch nehmen willst, behalte zumindest die Möglichkeit auf Unterstützung im Kopf. Vielleicht möchtest du später doch darauf zurückkommen.

Falls man sich außerhalb des Krankenhauses professionelle Hilfe holen möchte, kann man sich an offizielle Stellen wenden. Möglicherweise kann auch das Krankenhauspersonal Kontakte vermitteln. Auf meiner Website sind mögliche Anlaufstellen aufgelistet.

Es kann jedoch auch hilfreich sein, sich mit anderen betroffenen Eltern, die bereits Erfahrungen mit ähnlichen Erkrankungen gemacht haben, auszutauschen und persönliche Tipps von ihnen zu bekommen. Wenn jemand eine ähnliche Situation bereits durchlebt hat, hat man ein anderes Grundverständnis und fühlt sich besser verstanden und unterstützt.

REANIMATION UND NOTFALLSITUATIONEN

Reanimationen oder Notfallsituationen bei Kindern können für die Eltern erschreckend und verstörend sein. Meist werden die Eltern daher gebeten, im Wartebereich Platz zu nehmen, während die Ärzte und Pflegepersonen das Kind versorgen. Sie informieren zwar regelmäßig über den Zustand des Kindes und die aktuelle Situation, doch das Warten ist schwer zu ertragen.

Während der Reanimation deines Kindes

Wenn dein Kind gerade reanimiert, versorgt oder operiert wird und du nicht dabei sein kannst, ist das sehr schwer zu ertragen. Jetzt fühlen sich Minuten wie Stunden an und es ist kein klarer Gedanke mehr möglich. Dein Gehirn steht still als sei es eingefroren, es ist wie ein „hängengebliebener Computer", du verlierst immer wieder den Faden und kannst dich nicht konzentrieren.

Du fühlst dich wie im freien Fall, hast den Boden unter den Füßen verloren und die Luft bleibt dir weg? Dein Kreislauf gibt auf und du spürst Angst, Panik oder Atemnot? Dir ist schlecht, du musst dich erbrechen oder bekommst Durchfall? Dir ist heiß und du schwitzt oder du hast eiskalte Hände und frierst? Möglicherweise hyperventilierst du und die Kleidung engt dich ein?

Es ist verdammt hart, sein Kind im Kampf ums Überleben allein zu lassen!

Obwohl es derzeit meist noch so gehandhabt wird, dass Eltern während einer Reanimation oder einem Eingriff gebeten werden, sich in den Wartebereich zu begeben, wird dies zunehmend flexibler gestaltet. In einer Befragung von Eltern, die bei einer Reanimation ihres Kindes anwesend waren, gab der größte Teil an, sie würden sich erneut dafür entscheiden. Die Möglichkeit für Eltern, bei einer Reanimation oder in Notfallsituationen ihr Kind begleiten zu können, wird auch von Forschern und Fachverbänden unterstützt und gefordert.

Doch sollte die Anwesenheit der Eltern bei Reanimationsmaßnahmen und in Notfallsituationen nicht ohne professionelle Begleitung und Unterstützung geschehen. Ein Teammitglied sollte bei den Eltern sein und ihnen erklären, was sie sehen und warum etwas geschieht. So können überfordernde Erfahrungen besser verarbeitet und verstanden werden. Etwas mit eigenen Augen zu sehen, kann im schlimmsten Fall helfen, zu verstehen und zu akzeptieren, was passiert. Studien belegen, dass die Anwesenheit bei gescheiterten Maßnahmen und das Miterleben, dass alles denkbar Mögliche unternommen wurde, Traumafolgestörungen bei den Eltern entgegenwirkt.

Bei Reanimationen oder in Notfallsituationen geht es meist sehr hektisch und laut zu, der „Befehlston", der hier herrscht, und das „strukturierte Chaos" können für Außenstehende überaus beängstigend wirken. Das PICU-Personal ist an solche Situationen gewöhnt, doch Eltern sind auf so etwas nicht vorbereitet. Studien belegen, dass Pflegepersonen aufgrund ihrer fachlichen Kompetenz und Erfahrung die adäquaten Begleiter für Eltern in solchen Situationen sind.
Beobachten zu müssen, was bei einer Reanimation mit dem Kind passiert, kann sehr belastend sein. Manche Eltern sind zu nervös und ängstlich, um dabei zu sein. Andere berichten jedoch, dass ihre Vorstellungen von Reanimationsmaßnahmen viel schlimmer waren als die Realität.

Sprich bei einer Reanimation oder in einer Notfallsituation mit dem betreuenden Personal und sag klar und deutlich, ob du dein Kind begleiten möchtest oder nicht. Äußere deine Wünsche und sprich aus, was du brauchst.

TEIL 3

INTENSIVZEIT

Der erste Schock ist überwunden, die ersten Stunden auf der PICU sind geschafft, die ersten Informationen verarbeitet und die ersten Gedanken und Gefühle geordnet. Jetzt bist du auf der PICU angekommen und versuchst, für dich eine Struktur und Ordnung in dieser Ausnahmesituation zu finden. Deine größte Sorge gilt deinem kranken Kind.

Um ihr Kind bestmöglich versorgt zu wissen, haben Eltern zahlreiche Wünsche und Bedürfnisse.

Wünsche und Bedürfnisse von Eltern mit Kindern auf der PICU

- Man möchte bei seinem Kind sein dürfen und in die Betreuung einbezogen werden.
- Man möchte informiert werden und Kontinuität erleben (also laufend Informationen und Betreuung).
- Man möchte sein Kind in guten Händen wissen.
- Man möchte Fürsorge für sein Kind und sich selbst erfahren.

Das sind neben vielen anderen Wünschen und Anliegen die am häufigsten genannten Bedürfnisse von Eltern kritisch kranker Kinder, wie mittels einer wissenschaftlichen Studie erhoben wurde. Zahlreiche Belastungsfaktoren und Herausforderungen für die betroffenen Familien können es in der Zeit auf der PICU jedoch erschweren, die angesprochenen Bedürfnisse und Wünsche zu erfüllen.

Dieses Kapitel beinhaltet zahlreiche Informationen, die während der Intensiv-Zeit für Eltern wichtig und hilfreich sind. Es werden verschiedene Situationen beschrieben, die in dieser Zeit erlebt werden können, unterschiedliche Vorgänge erklärt und Tipps und Informationen, die beim Umgang mit den Erlebnissen und Erfahrungen auf der PICU und deren Bewältigung helfen, gegeben.

INFORMATION UND AUFKLÄRUNG

Wie bereits beschrieben, kann die Diagnosestellung einer schweren Erkrankung oder Verletzung eines Kindes extreme Gefühle bei den Eltern auslösen und sie in einen Schockzustand versetzen. Genauere Informationen über die Diagnose und den Verlauf der Erkrankung/Verletzung können dann wieder Halt und Sicherheit geben. Sie tragen auch wesentlich zum Verständnis bezüglich der Therapie und der Behandlung bei.

Eltern haben das Recht, über alles informiert und auch in die Entscheidungsprozesse einbezogen zu werden. Sie müssen auch über Therapiemöglichkeiten und deren Grenzen aufgeklärt werden – und das nicht nur „zwischen Tür und Angel".

Bitte das behandelnde Team um einen fixen Termin für ein Informationsgespräch und um ausreichend Zeit, um in Ruhe über alles sprechen zu können. Lass dich nicht verunsichern!

Informationsgespräche

Bei einem längeren Aufenthalt ist es sinnvoll, regelmäßig Informationsgespräche mit Vertretern aller involvierten Fachrichtungen gemeinsam zu vereinbaren, um Fortschritte, weitere Ziele, Therapieänderungen und auch mögliche Pläne für die Zukunft zu besprechen.

Eltern haben das Recht auf ausreichend Informationen, auf Mitsprache und auch auf Rücksichtnahme. Es ist völlig legitim, wenn sie Informationen über Therapien einfordern und diese verstehen oder hinterfragen wollen. Die Eltern sind ein wichtiger Teil im betreuenden Team, das für die Gesundheit des Kindes kämpft, und als solcher sollen sie auch aktiv an allem teilnehmen dürfen. Dürfen und nicht müssen – wenn Eltern in schwierigen Situationen überfordert sind und dem medizinischen Team voll und ganz vertrauen, ist das in Ordnung. Die Eltern können sich dann ganz auf das Kind konzentrieren und für es da sein. Niemand kann einem Kind in schwierigen Situationen das geben, was eine Mutter bzw. ein Vater bieten kann: die Liebe, die Geborgenheit und die Sicherheit, die es gewohnt ist. Diese Gefühle sind in dieser bedrohlich wirkenden Zeit auf der PICU für das Kind grundlegend und dürfen als bedeutsamer Einflussfaktor auf dem Weg zur Genesung nicht unterschätzt werden. Familie ist (meist) die beste Medizin.

Es gibt unterschiedliche Probleme in der Kommunikation auf der PICU. Einerseits sind manche Ärzte mit der Weitergabe von Informationen anfangs noch sehr zurückhaltend, weil sie noch nicht einschätzen können, wie die Eltern und Kinder Informationen aufnehmen und verarbeiten. Andererseits ist das medizinisch-pflegerische Fachpersonal manchmal so konzentriert und beschäftigt, dass es im Gespräch vergisst, dass viele Fachbegriffe unverständlich sind und fallweise sogar bedrohlich wirken können. Hier hilft es, die Gesprächspartner um eine verständliche Sprache und die Verwendung von einfachen Wörtern zu bitten.

Trau dich, auf der PICU Fragen zu stellen! Es gibt keine dummen oder banalen Fragen. Wenn du dir nicht sicher bist oder etwas nicht klar verstanden hast, frag so lange nach, bis es für dich ausreichend und zufriedenstellend erklärt und beantwortet ist. Das ist dein Recht und auch die Pflicht der behandelnden Ärzte.

Wörterbuch für Fachbegriffe

Manche Eltern legen sich ein eigenes Wörterbuch für fachliche Begriffe im Zusammenhang mit der Erkrankung und Therapie an. Dadurch wachsen sie schneller in die Thematik hinein und können bei Unklarheiten jederzeit darin nachschlagen.

Bei Aufklärungsgesprächen ist es (vor allem in der Anfangszeit) sinnvoll, eine zusätzliche Vertrauensperson an seiner Seite zu haben. Wenn mehrere Menschen zuhören, kann man sich danach über das Gespräch austauschen und die erhaltenen Informationen ergänzen. Es kann auch den Rücken stärken, wenn man das Gespräch nicht allein durchstehen muss.

Gute Vorbereitung auf Informationsgespräche

Meist ist es sinnvoll und hilfreich, sich im Vorfeld auf Gespräche mit dem betreuenden Team vorzubereiten. Alle weiteren Infos dazu sowie eine Liste mit möglichen Fragen und Themen für Besprechungen siehe Kapitel *Information und Wissen,* S. 63.

Auch wenn zunächst vieles verwirrend ist, sollte man bei Unklarheiten nachfragen. „Ungefragtes" kann lange im Kopf bleiben und belasten. Fragen stellen heißt, falsche Interpretationen und Missverständnisse zu vermeiden.

> *Wenn du Fragen stellst, hilfst du dem Behandlungsteam, dich besser zu verstehen und dir die für die jeweilige Situation wichtigen und richtigen Antworten zu geben. So kann es dich mit deinen Sorgen, Hoffnungen und Ängsten besser begleiten.*

In Zeiten des Internets ist die selbstständige Informationssuche selbstverständlich geworden. Gut eingesetzt kann sie den Eltern Sicherheit vermitteln und sie – vor allem im Austausch mit dem medizinischen Team – mit Kompetenz ausrüsten. „Dr. Google" kann in vielen Fällen zu einem besseren Verständnis der Therapie, Behandlung, Medikation, Vor- und Nachteile, Risiken, Nebenwirkungen und Wechselwirkungen beitragen. Auch wenn sich manche Ärzte in ihrer Kompetenz angegriffen fühlen und abwehrend reagieren, sollte das Eltern nicht verunsichern. Sich eine fundierte Zweitmeinung einzuholen, heißt nicht unbedingt, Zweifel am Fachwissen eines Arztes zu äußern. Man möchte nur das Beste für sein Kind und hat jedes Recht, alles in Erfahrung zu bringen, was helfen könnte oder zu vergleichen und abzuwägen. Stößt man in der Ärzteschaft auf Abwehr, kann man eine einfache Frage stellen: „Wie würden Sie agieren, wenn das hier Ihr Kind oder Enkelkind wäre?"

Vor allem in Verbindung mit seltenen, unerforschten Krankheiten, mit denen das behandelnde Team wenig oder keine Erfahrung hat, ist es durchaus möglich, dass selbstständige Recherchen von Eltern auch fachlich weiterhelfen. Z. B. Studien, Forschungsergebnisse, Berichte von neuen Therapieversuchen oder der Austausch in Foren und nationalen (oder sogar internationalen) Selbsthilfegruppen bringen bisweilen neue Erkenntnisse. Betroffene Eltern haben mitunter viel Energie und Kraft und finden mit ihrer Beharrlichkeit neue Möglichkeiten – einzeln, aber auch in sich gegenseitig unterstützenden Gruppen und Communities. Nicht selten sind Eltern die wahren Experten, was das genaue Wissen über die Krankheit und Therapiemöglichkeiten ihres Kindes betrifft. Durch die Möglichkeit der weltweiten Vernetzung und auch infolge der zunehmenden Eigeninitiative der Eltern eröffnen sich hier neue Wege und Möglichkeiten.

Ob man aktiv oder passiv in die Therapie und Behandlung eingebunden sein möchte, kann je nach Charakter, Eigenschaften und Vorkenntnissen sehr unterschiedlich sein. Die Bedürfnisse diesbezüglich können aber auch wechseln. Manche Betroffene wollen selbst aktiv werden, suchen nach Informationen und Therapien, wollen über alles Bescheid wissen und in Entscheidungen involviert sein. Andere Eltern wiederum wollen oder können mit dieser Fülle an Informationen nicht belastet werden und vertrauen auf die Kompetenz des Fachpersonals. Wieder andere Eltern wachsen von Tag zu Tag in die aktive Rolle hinein und bringen sich mehr und mehr ein.

Sich „zu sehr" einzulassen und die medizinische Versorgung kontrollieren zu wollen, kann allerdings auch sehr erschöpfend und kräftezehrend sein. Für manche ist das jedoch enorm wichtig im Kampf für ihr Kind, um sich sagen zu können: „Ich habe alles in meiner Macht stehende getan!" Dies kann später helfen, die Ausnahmezeit zu verarbeiten und abzuschließen. Für andere wiederum kann diese Verantwortung und Auseinandersetzung mit Informationen in komplexen, unbekannten Themenbereichen enorm belastend und kräfteraubend sein, in einer Zeit, in der die Kraftreserven knapp bemessen sind und sehr bewusst eingeteilt und eingesetzt werden müssen.

Es gibt kein Richtig oder Falsch, ob und wie man in die medizinische Versorgung des Kindes eingebunden sein will. Die Entscheidung darüber ist sehr individuell und abhängig von der Situation und vom Zugang zu Ressourcen. Sie ist aber durchaus auch beeinflusst von Angst, Unsicherheit, Stress, Resilienz und vorhandenen Bewältigungsstrategien, um die emotionalen Belastungen so gut wie möglich zu kompensieren.

Wenn der Informationsfluss zu langsam ist, sprich es an. Wenn du zu viele Informationen auf einmal bekommst, sag es. Bitte dann um etwas mehr Zeit, um all die neuen Informationen, Eindrücke und die damit verbundenen Gefühle verarbeiten und einordnen zu können. Nur du selbst weißt und spürst, was für dich notwendig und sinnvoll ist und was du in dieser sehr intensiven Zeit leisten kannst. Vertrau auf dein Gefühl!

Ein wichtiges Thema für Eltern von PICU-Kindern sind Interpretationen, die sich aus Ängsten und Befürchtungen von ihren eigenen Krankenhauserfahrungen ableiten.

Falls dich Sorgen quälen, weil du selbst einmal etwas Schlimmes im Krankenhaus erlebt hast, sprich es an. Das medizinische Personal weiß nicht, welche Erfahrungen du bereits gemacht hast und welche Ängste durch diese erneute Erfahrung auf der PICU bei dir hochkommen. So können klare Informationen gegeben werden, die womöglich deine Ängste schnell lindern.

Gedankenkarussell

Leyla wird nach einem schweren Unfall bei uns auf der PICU aufgenommen. Sie wird mit vielen Medikamenten versorgt und künstlich beatmet. Neurologische Defizite können noch nicht genau bestimmt werden, das Intensivteam geht jedoch von massiven Schäden aus. Um die weitere medizinische Versorgung zu besprechen, wird nach einer Woche ein Gespräch mit den Eltern vereinbart. Die Mutter ist vor dem Gespräch sehr besorgt und nervös.

Auf Nachfrage erzählt sie mir mit Tränen in den Augen, dass sie große Angst davor hat, man werde ihr mitteilen, dass man Leyla nicht retten kann und alle Geräte abgeschaltet werden sollen.

Ich versichere ihr, dass das nicht der Fall ist. Es sei lediglich ein Zwischengespräch mit ihr, ihrem Mann und dem Versorgungsteam geplant. Dabei soll genau besprochen werden, wie die Situation aussieht und welche weiteren Schritte und Möglichkeiten gegeben und gewünscht sind.

Leylas Mutter beginnt durchzuatmen und man sieht, wie Druck und Nervosität von ihr abfallen. Wir besprechen die Themen, die während dem Gespräch aufkommen könnten, sodass sie und ihr Mann sich darauf vorbereiten und einstellen können. Sie ist sehr erleichtert, da all diese Themen für sie nun nicht mehr so erschreckend und bedrohlich sind. Sie geht entspannter und aufnahmefähiger in dieses Gespräch. So kann sie gemeinsam mit dem Intensivteam die weitere Versorgung von Leyla besprechen und dabei klare Fragen stellen und den Informationen der Ärzte folgen.

Nach dem Gespräch versichert sie mir, nie mehr ohne vollständige Informationen nach Hause zu gehen, sondern immer direkt nachzuhaken, wenn sie Fragen oder Unklarheiten plagen: „Hätte ich gewusst, was in diesem Gespräch besprochen werden soll, hätte ich mich nicht die ganze Nacht quälen müssen!"

BEZIEHUNG ZUM TEAM

Wie bereits erwähnt, kann es anfangs eine zusätzliche Herausforderung sein, einen Überblick über alle involvierten und verantwortlichen Personen zu erhalten. Alle bunt zusammengewürfelten Teammitglieder im Kampf um die Gesundheit des Kindes müssen sich in dieser Ausnahmesituation erst kennenlernen und zusammenfinden. Alle haben das gleiche Ziel: das Wohl des Kindes!

Im Laufe der Zeit wird man die einzelnen Personen kennenlernen und wissen, mit welchen Bedürfnissen man sich am besten an wen wendet. Umgekehrt lernen die Teammitglieder das Kind, die Eltern und die engere Familie kennen und können dann besser einschätzen, was den Betroffenen guttut, welche Bedürfnisse sie haben und mit welchen Situationen sie besonders schwer zu kämpfen haben. Menschen sind sehr individuell, handeln unterschiedlich und benötigen daher sehr unterschiedliche Unterstützung. Die meisten Menschen wissen selbst am besten, was sie brauchen.

Vor allem in so schwierigen Situationen wie auf der PICU darf man nicht vergessen: Alle sind nur Menschen! Sie alle kommen mit unterschiedlichen Professionen, Charakteren, Erfahrungen, Prägungen, Bedürfnissen und Gefühlen in dieser Ausnahmesituation zusammen und müssen einander in einer sehr stressigen und schwierigen Situation kennenlernen – mit allem, was dazugehört.

So kann es passieren, dass im Kontakt mit dem behandelnden Team Uneinigkeit und Unstimmigkeiten auftreten. Dies kann aufgrund der Anspannung, der großen emotionalen Belastungen, eventueller Kommunikationsschwierigkeiten oder auch wegen unterschiedlicher Ansichten und Charaktereigenschaften vorkommen.

Es ist in Ordnung und ganz normal, nicht immer einer Meinung zu sein. Sprich darüber, mach deinen Standpunkt auf sachliche Weise klar und fordere notwendige Informationen ein, um die andere Seite besser verstehen zu können. Bitte um weitere Gespräche, wenn noch etwas unklar ist oder Uneinigkeit besteht.

Manchmal kommt es vor, dass sich Ärzte hinter Fachbegriffen verstecken und sich damit emotional eine Schutzwand aufbauen, um die für sie notwendige professionelle Distanz zu wahren. Oft haben Ärzte sehr wenig Zeit und sind gedanklich schon bei einem anderen Patienten. Das zeugt nicht von Desinteresse, sondern von sehr hoher Arbeitsbelastung. Hier hilft es, sich Notizen für spätere Fragen zu machen.

Es liegt aber nicht immer an einer professionellen Distanz, an einem emotionalen Schutzwall oder einem hohen Arbeitsaufwand, dass man miteinander nicht besonders gut kommunizieren kann. Eine wichtige Rolle im gegenseitigen Verständnis spielt auch das Vorhandensein von Sympathie – dies ist überaus menschlich. Es kann aber auch an Missverständnissen liegen. In solchen Situationen sollte man Ängste und Fragen klar und offen formulieren. Dies mag in vielen Situationen sehr schwer sein und Mut erfordern, aber es kann viel zum gegenseitigen Verständnis und zur Klarheit beitragen und vielleicht manche Bedenken und Sorgen im Keim ersticken, die viel Nerven kosten und lange belastet hätten. Manche Eltern entscheiden sich dafür, sich passiv und zurückhaltend zu verhalten, um die Behandlung und Versorgung ihres Kindes nicht negativ zu beeinflussen. Sie denken: „Wenn ich eine unangenehme, lästige Mutter/ein ärgerlicher Vater bin, wird mein Kind womöglich nicht mehr so gut behandelt und umsorgt!" Diese Angst ist unbegründet! Es darf und wird die Betreuung des Kindes nicht beeinflussen.

Falls du das Gefühl hast, dass dein Kind nicht optimal versorgt wird, sprich dies möglichst ruhig und sachlich beim betreuenden Team an. Du kannst generell mit allen Gedanken, Gefühlen, Bedürfnissen, Wünschen und Bedenken zum behandelnden Team kommen. Es ist viel leichter, wenn Dinge angesprochen werden und gemeinsam gelöst werden können.

Es ist eine lange (und vor allem intensive) Zeit, die betroffene Eltern und das Team rund um das kranke Kind gemeinsam verbringen. Dadurch können auch besondere Verbindungen und Beziehungen entstehen, welche die Ausnahmesituation erleichtern. Dies kann später zu einer besseren psychischen Verarbeitung beitragen.

Gibt es jedoch größere bzw. unüberbrückbare Differenzen bei der Betreuung des Kindes oder der betroffenen Eltern, kann in jedem Krankenhaus eine Beschwerdestelle aufgesucht oder eine Ethikkommission beigezogen werden. Hilft ein klärendes Gespräch mit den direkt involvierten Personen nicht, kann man sich vertrauensvoll an diese Stellen wenden. Sollte der Wunsch nach einer externen Beratung und Unterstützung bestehen, kann man sich an die Patienten- und Pflegeanwaltschaft des Bundeslandes wenden. Diese berät und unterstützt Patienten unabhängig, vertraulich sowie kostenlos bei der Wahrnehmung und Durchsetzung ihrer Rechte.

Genauso wie du in diese neue Situation und ins Verständnis der neuen medizinischen Fachbegriffe und Gerätschaften hineingewachsen bist, wirst du auch mit dem medizinisch-pflegerischen Personal zusammenwachsen und ein starkes Team für dein Kind bilden.

INTENSIVMEDIZINISCHE VERSORGUNG

Während des Intensivaufenthaltes des Kindes wird man mit vielen verschiedenen Prozeduren, Geräten und auch Medikamenten konfrontiert. Die genaue und detaillierte Auseinandersetzung mit allen möglichen Verfahren, Therapien und Eingriffen ist im Rahmen dieses Buches nicht möglich. Das Gleiche gilt für spezielle Medikamente und Geräte. Einen groben Überblick über die häufigsten Zugänge, Medikationen, Geräte und Vorgänge bietet das Kapitel *Was geschieht auf der PICU?* (siehe S. 19). Hier folgen nun genauere Informationen zur Beatmung (Ventilation), zu Beruhigungsmitteln (Sedierung) und zur Schmerzmedikation (Analgesie).

Lass dir spezielle Therapien und Medikamente deines Kindes auf eure Situation angepasst vom behandelnden Team erklären. Du darfst auch mehrmals nachfragen!

BEATMUNG (VENTILATION)

Die vollständige Übernahme der Atmung des Kindes erfolgt anfangs meist in tiefer Sedierung und unter Schmerztherapie. Von der Ursache, warum das Kind beatmet werden muss, hängt auch die Art und Dauer der Beatmung bzw. Atemunterstützung ab. Nach kurzen Operationen kann das Kind meist rasch wieder extubiert werden (Beatmungsschlauch wird entfernt). Hat ein Eingriff länger gedauert oder handelt es sich um eine schwere Verletzung oder Erkrankung, kann es sein, dass das Kind die Beatmungsmaschine über längere Zeit benötigt. Eine notwendige intensive Schmerztherapie und eine damit einhergehende Sedierung können dies beeinflussen.

Grundsätzlich werden Kinder nur so weit maschinell beatmet und unterstützt, wie es nötig ist. Die moderne Technik geht immer besser auf die individuellen Bedürfnisse und Möglichkeiten des Kindes ein. Das behandelnde Team setzt einen Rahmen, in dem die Maschine und das Kind sozusagen „gemeinsam" agieren.

Um das Kind zum selbstständigen Atmen zu motivieren, wird schrittweise die Sedierung und die Atemunterstützung der Beatmungsmaschine reduziert. Wenn das Kind einen ausreichenden Teil der Atemarbeit selbst erbringt, kann es extubiert werden. Meist ist es dann noch notwendig, dem Kind mittels Sauerstoffgabe und eventuell Druckunterstützung (die Beatmungsmaschine nimmt etwas Atemarbeit ab) zu helfen. Dies geschieht mithilfe einer Maske über die Nase (bzw. Nase und Mund) oder über eine Sauerstoffbrille in der Nase. Diese Atemunterstützung nennt sich nichtinvasive Beatmung (NIV – non-invasive ventilation) und kann mit unterschiedlichen Geräten umgesetzt werden. Um die Lunge und die Atemmuskulatur Richtung „Selbstständigkeit" zu trainieren, wird diese Unterstützung schrittweise reduziert oder auch zeitweise pausiert.

BEATMUNG	
·· Intubation	Intubation ist das Einführen eines Kunststoffschlauches durch Mund oder Nase in die Luftröhre zum Beatmen (zur Sicherung der Atemwege, während einer Narkose oder bei einer Langzeitbeatmung).
·· Extubation	Extubation bezeichnet das Herausziehen des Beatmungsschlauches. Die geplante Extubation nach einer langen Beatmungsdauer löst bei Eltern manchmal Angst und Stress aus. *Sprich mit dem behandelnden Team darüber, um mögliche Szenarien durchzugehen und vielleicht auch Tipps zu bekommen, wie du dein Kind bestmöglich bei diesem Schritt begleiten und unterstützen kannst.* Durch die Irritation durch den Tubus (Beatmungsschlauch) in der Luftröhre und an den Stimmbändern kann es vorkommen, dass das Kind noch etwas heiser ist und Schmerzen beim Schlucken hat oder irritiert dabei ist. Das ist normal und verschwindet meist nach wenigen Stunden (je nach Intubationsdauer).

·· Reintubation

Meist können Pflegepersonen und Ärzte die Situation des Kindes vor der Extubation gut einschätzen. Doch nicht immer lässt sich vorhersehen, wie sie sich entwickelt. Es kann sein, dass das Kind durch die Atemarbeit zu sehr angestrengt wird oder die eigene Kraft nicht ausreicht und reintubiert (also der Beatmungsschlauch wieder eingeführt) werden muss.

> *Sei nicht zu sehr enttäuscht, auch wenn du dir schnellere Fortschritte für dein Kind wünschst. Besprich mit dem Team, welche Probleme es gegeben hat und welche Schritte man für den nächsten Extubationsversuch vorbereiten kann.*

·· Tracheotomie

In seltenen Fällen (bei schweren Verläufen einer Erkrankung und häufig nach mehreren gescheiterten Extubationsversuchen) kann es notwendig sein, Kinder mit einem Tracheostoma (Luftröhrenzugang) und einer Trachealkanüle zu versorgen. Mithilfe dieser Kanüle im Halsbereich können die Anteile der maschinellen Beatmung und die selbstständige Atemfähigkeit des Kindes individueller angepasst und unterstützt werden. Dadurch können Erschöpfungszustände überbrückt und trotzdem die Spontanatmung des Kindes trainiert und forciert werden. Spezielle chronische Erkrankungen (vor allem das Nervensystem und die Muskulatur betreffend) können die Versorgung des Kindes mit einer Trachealkanüle notwendig machen. Auch ältere Kinder bzw. Jugendliche, bei denen eine längere Beatmung absehbar ist, werden meist mit einer Trachealkanüle versorgt.

Die Erfahrung zeigt, dass Eltern meist beeindruckend schnell in die Versorgung und das Handling ihres Kindes mit Trachealkanüle hineinwachsen. Die „Unabhängigkeit" von der Beatmungsmaschine (bzw. vom Tubus) und die Flexibilität in der Atemunterstützung kann am Weg Richtung Entlassung sehr hilfreich sein. Sollte es der Fall sein, dass das Kind diesen „Atemweg" für längere Zeit benötigt, kann man auch mit Trachealkanüle und eventuell einer Beatmungsmaschine (Heimrespirator) nach Hause gehen. Ein mobiles Team kann dann zu Hause begleiten und unterstützen. Benötigt das Kind diese Trachealkanüle nicht mehr, kann sie natürlich auch wieder entfernt und das Tracheostoma (Luftröhrenzugang) wieder verschlossen werden. Ob das möglich ist und wann, hängt von der Grunderkrankung und dem allgemeinen Zustand des Kindes ab.

Im Fall einer Tracheotomie

Sollte vom Behandlungsteam eine Tracheotomie in Erwägung gezogen werden, lass dir im Vorfeld den Umgang damit erklären. Wenn es möglich ist, sieh es dir bei anderen Kindern an und sprich mit Eltern betroffener Kinder über deine Ängste, Gedanken und Fragen und lass dir Informationen für den Alltag damit geben. Anfangs wirst du wahrscheinlich Berührungsängste mit den Materialien haben und im Umgang damit nervös sein. Lass dir Zeit und nimm das „Angebot" der schrittweisen Einschulung durch die betreuenden Pflegepersonen in Anspruch.

Das Leben erleben

Eliana hat einen komplizierten Herzfehler. Sie wird nach ihrer zweiten Herzoperation extubiert, nach einigen Tagen jedoch wieder reintubiert. Nach dem zweiten Extubationsversuch wird mit den Eltern über die Notwendigkeit eines Tracheostomas gesprochen. Es werden die Vor- und Nachteile erklärt und gemeinsam wird eine Entscheidung getroffen. Das Intensivteam veranschaulicht das Vorgehen mithilfe des Tracheostoma-Bären und der dazugehörigen Materialien. So können sich Elianas Eltern ein Bild machen und auch „begreifen", was auf sie zukommt. Schon kurz nach der Tracheotomie und der Kanülenanlage werden sie in die Versorgung der kleinen Patientin eingebunden und können so rasch die Pflege ihrer Tochter teilweise übernehmen. Wenn sie noch unsicher sind, fragen sie nach Unterstützung, den Rest machen sie allein und können so sehr viel Zeit auch ohne Intensivpersonal mit Eliana verbringen und sich dabei sicher fühlen.

Eliana ist durch die Beatmung über die Kanüle deutlich entspannter und kann nach kurzer Eingewöhnungszeit flexibler gelagert und versorgt werden. Sie genießt das Kuscheln mit ihren Eltern, schaut neugierig, was rund um ihr Bett geschieht, und beginnt auch wieder, ihre Mahlzeiten zu trinken. Anfangs hat sie noch Schwierigkeiten beim Schlucken, kommt dann aber nach kurzer Zeit auch damit zurecht.

So kann die Beatmung deutlich besser an ihre Bedürfnisse angepasst und teilweise ganz pausiert werden. Sie erhält über die „feuchte Nase" Sauerstoff und ist so noch mobiler mit ihren Eltern. Sie kann die Station und, wenn es das Wetter zulässt, sogar das Krankenhausareal erkunden. Nachts wird sie zur Erholung wieder an die Beatmungsmaschine angeschlossen, dann schläft sie tief und fest und tankt Energie für den nächsten Tag.

BERUHIGUNGSMITTEL (SEDIERUNG) UND SCHMERZMEDIKATION (ANALGESIE)

Manche Erkrankungen oder Eingriffe machen es notwendig, dass die betroffenen Kinder einige Zeit ruhig schlafen. Außerdem können nach Operationen (postoperativ) starke Schmerzen auftreten. In solchen Fällen helfen Beruhigungsmittel und Schmerzmedikamente. Die notwendige Dosis, um ein Kind schlafend und schmerzfrei zu halten, muss individuell angepasst werden. Es gibt ein Dosisschema, das auf Basis des Gewichts des Kindes berechnet wird. Es kann aber vorkommen, dass das Kind etwas mehr oder auch weniger benötigt, um entspannt zu sein. Zusätzlich kann es bei längerer Anwendung auch dazu kommen, dass sich eventuell eine gewisse Gewöhnung einstellt und die Dosis erhöht werden muss.

Die Reduktion erfolgt schrittweise, nach langem Einsatz meist über Tage, um das Kind langsam und koordiniert aufwachen zu lassen. In den ersten Tagen kann sich das Kind aufgrund der Nebenwirkungen der intensiven Medikation und Therapie noch müde, schwach, unkoordiniert und desorientiert fühlen. War das Kind nur kurze Zeit tief analgosediert (unter Schmerzmedikation und Sedierung), dauert der „Aufwachprozess" meist nicht lange.

Nach einer längeren Tiefschlafphase hingegen kann das Aufwachen und das Delir (Verwirrtheitszustand) geraume Zeit dauern. Dies kostet Eltern viel Geduld und erfordert gute Nerven, da das Kind von schlafend über verwirrt bis lautstark weinend viele Gemütszustände zeigen und durchleben kann.

> *Wenn dein Kind nach einer längeren Analgosedierung aufwacht, sei geduldig und nachsichtig, vor allem auch mit dir selbst. Diese Zeit kann für dich enorm anstrengend und fordernd sein. Doch sie geht vorbei. Bitte das Team um Hilfe oder Gespräche, wenn es für dich zu belastend wird, dein Kind so zu sehen, oder wenn du Erholungspausen für dich benötigst. Das PICU-Personal kennt diese Situation und wird dir gerne zur Seite stehen.*

Viele Eltern machen sich Gedanken darüber, ob man eine solche Situation vermeiden hätte können, ob eventuell zu viele Medikamente verabreicht wurden oder sogar eine mögliche Abhängigkeit verursacht wurde. Das ist eindeutig nicht so! Im Körper wird durch einen starken Schmerzreiz Stress ausgelöst. Dies führt zu einem Fight-or-flight-Reflex (Kampf-oder-Flucht-Reaktion) und dieser steigert die Produktion von Stresshormonen. In einer solchen „Kampfbereitschaft“ würden alle nicht notwendigen Systeme heruntergefahren, wie auch die Wundheilung. Mit ausreichend Schmerzmedikation wirkt man dieser Reaktion entgegen. Außerdem besitzt der Körper ein Schmerzgedächtnis, das heißt, er speichert erfahrene Schmerzreize (kurzfristige und intensive, vor allem aber auch jene, denen er über einen längeren Zeitraum ausgesetzt war) als Schmerzspuren im Nervensystem. Nervenzellen können sich dadurch verändern und später dann bereits bei schwachen Schmerzen (oder im schlimmsten Fall sogar ohne jeglichen Reiz) Schmerzsignale ans Gehirn senden. Diese Erkenntnis und viele Studien dazu bestätigen die Notwendigkeit und Sinnhaftigkeit einer adäquaten Schmerztherapie.

Die Verwendung von sedierenden Medikamenten, die ein Speichern von potenziell traumatisierenden Situationen verhindern kann, wird häufig auch für das „Sich-nicht-Erinnern“ eingesetzt. Dadurch kann bei traumatischen Erlebnissen und Erfahrungen dieses „Löschen“ der Erinnerung, die „retrograde Amnesie“, vor möglichen Langzeitfolgen (wie z. B. posttraumatischen Belastungsstörungen) schützen.

UNGEWISSHEIT UND INSTABILE SITUATIONEN

Das kritisch kranke Kind kann sowohl während der ersten Zeit als auch phasenweise im Genesungsverlauf immer wieder instabil sein. Dann vergehen mitunter keine 30 Minuten ohne Krise. Bereits kleinste Veränderungen, wie z. B. das Wechseln von Medikamentenspritzen, können dann große Auswirkungen haben und Schwankungen von Vitalparametern auslösen. Diese Ungewissheit ist für die Eltern unerträglich, es fühlt sich wie eine Gratwanderung zwischen Leben und Tod an. Auch wenn man heutzutage viele Prozesse im Körper kennt und meist unterstützend beeinflussen kann, gibt es dennoch Reaktionen bzw. Abläufe, die man weder vorhersehen noch aktiv beeinflussen kann. Hier spielt neben all dem Wissen, den Zahlen und Fakten auch die Intuition von erfahrenen Ärzten und Pflegepersonen eine große Rolle.

Aber selbst Ärzte wissen nicht immer, was in einem Körper eines Patienten vorgeht und wie er auf seine Erkrankung und die Therapie reagiert. Diese Ungewissheit belastet nicht nur die Eltern und Angehörigen, sondern auch das betreuende Personal. Fallweise müssen Ärzte Handlungen setzen (bzw. ausprobieren), auch wenn noch nicht klar ist und nicht ausreichend Informationen vorhanden sind, warum das Kind so krank ist oder was diese Situation ausgelöst hat.

Manchmal zwingen bestimmte Umstände Ärzte dazu, nichts zu tun. Gelegentlich gibt es Situationen, in denen man einfach nur warten kann und „die Zeit entscheidet", in welche Richtung der Weg gehen wird. Nichts zu tun oder nichts tun zu können, ist für die meisten Ärzte eine große Belastung – wie auch für die Eltern. „Wait and See" oder „Watchful Waiting" – solche Situationen bringen Ärzte mitunter dazu, (eigentlich nicht angebrachte) Untersuchungen oder Therapien durchzuführen, nur um nicht tatenlos neben dem Patientenbett stehen zu müssen.

Ganz besonders schwierig ist aber die Situation auf der PICU für die Eltern kranker Kinder. Neben den vielen normalen täglichen Erledigungen (für den Krankenhausaufenthalt wie für zu Hause) erleben sie ständige Unsicherheit, lange Wartezeiten und sehen sich dann wieder mit lebensbedrohlichen Situationen konfrontiert, in denen Sekunden über Leben und Tod entscheiden. Sie wissen nie, welche neuen Herausforderungen auf sie zukommen oder was sie am Bett des kranken Kindes erwartet. Gibt es schlechte Nachrichten, erneute

Krisen, die überstanden werden müssen, einen weiteren Rückschlag, der einem den Boden unter den Füßen wegzieht, oder eine neue oder zusätzliche Diagnose? Diese andauernde Angst versetzt den Körper in ununterbrochene Alarmbereitschaft, in Dauerstress.

Entlastung im Dauerstress

Dauerstress setzt deinem Körper und deiner Psyche enorm zu, nimmt dein Gehirn in die Zange und entzieht deinem Körper alle Kräfte. Kein Tag ist wie der andere. Du weißt nie, was der Tag bringen wird. Das kann extrem anstrengend sein, denn du stehst unter Daueranspannung und bist in Alarmbereitschaft. Dies kostet sehr viel Energie und Nerven. Du wirst sehen, mit der Zeit wird auch diese Anspannung und der enorme Stress weniger werden oder sich sogar legen. Vielleicht kannst du versuchen, mithilfe von bewussten Entspannungs- und Atemübungen oder auch Meditation deinem Körper und Geist etwas Erholung zu gönnen, um ihn im Umgang mit diesen Stresssituationen zu entlasten.

PICU-Schwarm

Emilio ist seit vielen Wochen auf der PICU. Er hat eine schwere angeborene Fehlbildung, bereits einige Operationen hinter sich und wird mit einer Trachealkanüle versorgt. Er wird bereits zu einem großen Teil von seinen Eltern versorgt. Er genießt ihre liebevolle Pflege, das gemeinsame Lesen von Büchern und hört interessiert zu, wenn Mama und Papa mit dem Intensivteam plaudern. Und was Emilio noch ganz besonders gut kann: mit seinem Lächeln alle Herzen der Station im Sturm erobern. Das ist auch der Grund, warum seiner Mutter anfangs regelmäßig „das Herz in die Hose rutscht", wenn sie ins Zimmer kommt und am Patientenplatz ihres Kindes vier oder fünf Schwestern stehen. Geprägt von den vielen Erfahrungen, die sie auf der PICU bereits gemacht hat, geht sie davon aus, dass etwas passiert sein muss. Panik steigt dann in ihr auf, bis sie sieht, dass es Emilio gut geht und er gerade seine „Ladies" unterhält und sie mit seinem charmanten Lächeln verzaubert.

Mit der Zeit lernt Emilios Mutter, mit solchen Situationen besser umzugehen. Ganz tief innen spürt sie bei größeren Ansammlungen rund um Emilios Bett immer noch kurz Panik aufkommen. Doch durch viele Gespräche und wiederholtes Erzählen der Situationen merkt sie, dass ihre Erinnerungen leichter werden und sie weniger Stress und Panikgefühl empfindet.

Schwimmtraining

Das Telefon klingelt und die Telefonnummer der PICU erscheint am Display. Beates Mutter hat sie eingespeichert, denn sie ruft immer wieder an, wenn sie gerade nicht im Krankenhaus ist. Sie wird nervös, hat Angst, es könnte etwas passiert sein, das Abheben fällt ihr schwer. Doch die Schwester am anderen Ende der Leitung will nur nachfragen, ob sie mit dem Baden von Beate warten soll, damit sie es gemeinsam machen können. Die Mutter freut sich riesig über den Anruf und sagt zu. Trotz der Vorfreude aufs erste Mal Baden ihrer Tochter merkt sie, dass der Schock durch den Anruf immer noch spürbar ist. Auch wenn sie weiß, dass derzeit alles gut ist und ihre Tochter große Fortschritte im Genesungsprozess macht, braucht sie selbst noch Zeit, um die vielen intensiven Eindrücke und Gefühle verarbeiten zu können.

RÜCKSCHRITTE

Häufig geben Eltern alles, um in der Ausnahmesituation auf der Intensivstation durchzuhalten, um an der Seite ihres Kindes stark zu sein und es zu unterstützen. Umso belastender und frustrierender ist es für sie, wenn Fortschritte ausbleiben oder es (vermeintliche) Rückschritte bzw. Therapieveränderungen gibt. Auch wenn Ärzte meist vor nächsten Schritten aufklären und die Möglichkeit eines gesundheitlichen „Rückschritts“ ansprechen, stresst es die Eltern massiv, wenn ein solcher eintritt.

Es kann dann durchaus vorkommen, dass den Eltern die neue Situation zu viel wird und sie aufgebracht reagieren. Manchmal bekommt dies das medizinisch-pflegerische Personal zu spüren, da sie auf der PICU meist die ersten Ansprechpersonen sind. Den Eltern ist ein solcher „Gefühlsausbruch" später meist sehr unangenehm und sie bedauern ihr Verhalten. Doch das ist eine normale Reaktion.

Hab kein schlechtes Gewissen, wenn du deine Ängste, Sorgen, Wut und Frustration auch einmal zeigst. Wir sind alle nur Menschen und wenn ein gewisser Punkt erreicht ist, kann man manchmal gar nicht anders, als etwas Druck abzulassen und seinen Gefühlen deutlich Ausdruck zu verleihen. Du kannst nicht immer alles aushalten!

Es hilft, zu wissen, was im eigenen Körper und Kopf vor sich geht. Wenn man versteht, woher Verhaltensweisen und Gefühle kommen und dass Lautwerden eine ganz normale Reaktion auf eine nicht alltägliche Situation ist, kann man verständnisvoller mit sich selbst und anderen umgehen. Auch Pflegepersonen und medizinisches Personal werden zunehmend darauf geschult, schwierige Situationen besser einzuschätzen und damit umgehen zu können. Im Anhang finden sich genauere Informationen zu den Ursachen, Gefühlen und Reaktionen in Krisensituationen.

Wenn du das Gefühl hast, du kannst nicht mehr allein mit schwierigen Situationen oder der Zeit insgesamt auf der PICU umgehen, fordere professionelle Unterstützung an. Es hilft enorm, mit Personen zu reden, die dich über normale Reaktionen und Gefühle informieren und dir hilfreiche Methoden und Strategien aufzeigen. Es zeugt von Stärke und Mut, wenn du dir in Krisen- oder Ausnahmesituationen professionelle Hilfe und Unterstützung von außen holst.

REANIMATION UND NOTFALLSITUATIONEN

Das Thema Reanimation und Notfallsituationen habe ich bereits im gleichnamigen Kapitel (siehe S. 71 in Teil 2) behandelt. Da diese Situationen jedoch auch während des gesamten Aufenthaltes eintreten können, möchte ich sie an dieser Stelle noch einmal bewusst erwähnen.

Da sein

Greta wird mit einer schweren Lungenentzündung aus einem kleineren Krankenhaus auf die PICU verlegt. Sie ist erschöpft und benötigt zusätzlichen Sauerstoff und eine Atemunterstützung. Auch ihre Mutter ist nach dem bereits mehrere Tage dauernden Krankenhausaufenthalt sehr erschöpft, sie hat die letzten Nächte kaum geschlafen. Sie möchte in der Nähe von Greta bleiben, muss jedoch auch darauf achten, bei Kräften zu bleiben. Daher beschließt sie am Abend, sich in einem Begleitzimmer im Krankenhausgelände auszuruhen und erst am nächsten Tag wieder auf die Station zu kommen. Sie hinterlässt auf der PICU ihre Telefonnummer, damit sie bei Veränderungen verständigt werden kann.

Drei Stunden später verliert Greta während eines Gesprächs mit der betreuenden Krankenschwester das Bewusstsein und erleidet einen Herz-Kreislauf-Stillstand. Die Reanimationsmaßnahmen starten sofort und die Mutter wird informiert. Sie kommt schnell wieder auf die PICU und kann während der Reanimation am Bett ihrer Tochter sein. Eine Krankenschwester steht ihr zur Seite und erklärt ihr alle Tätigkeiten und Handlungen des Teams.

LANGZEITFOLGEN UND BEEINTRÄCHTIGUNGEN

Manchmal haben Erkrankungen und Verletzungen so massive Auswirkungen auf Körper und Psyche und verursachen so große Schäden, die auch die beste und fortschrittlichste Medizin nicht verhindern oder umkehren kann. Dies kann zu körperlichen und psychischen Beeinträchtigungen unterschiedlichen Ausmaßes führen. Meist sind die konkreten Folgen während der intensivmedizinischen Behandlung und Therapie noch nicht genau abschätzbar. Bildgebungen, Hirnstrommessungen, medizinische Erfahrungen und auch Reaktionen des Kindes auf Reize können jedoch gewisse „Vorannahmen" und vorläufige Prognosen zulassen.

Nach all dem Bangen und Hoffen sind ungünstige Prognosen für die Eltern natürlich niederschmetternd. Ihre Welt bricht (erneut) zusammen, ihre Wünsche und Hoffnungen für die Zukunft des Kindes werden zunichtegemacht. Einerseits sind sie froh, dass das Kind überlebt hat, andererseits haben sie massive Angst vor dem, was vor ihnen liegt. Sie wollen, dass alles Mögliche für das Kind getan wird. Sie wollen, dass es am Leben bleibt, dass es bei ihnen bleibt, egal wie, auch wenn es beeinträchtigt ist. Sie müssen sich mit dieser neuen Realität auseinandersetzen, den Schock und die Informationen verarbeiten: Ihr Kind wird höchstwahrscheinlich nie mehr so sein wie vor dem Ereignis.

Mögliche Beeinträchtigungen

Wenn dein Kind eine ungünstige Prognose für seine Heilung erhalten hat, gehen dir sicher unglaublich viele Gedanken und Fragen durch den Kopf:

- *Was kann mein Kind alles? Was kann es nicht (mehr)? Was kann es (wieder) lernen?*
- *Was spürt mein Kind? Was erlebt es? Was sieht und hört es? Kann es diese Reize und Informationen gut verarbeiten?*
- *Erkennt mich mein Kind? Kann es sich äußern?*
- *Kann ich das schaffen?*
- *Schaffen wir das finanziell, emotional, körperlich und psychisch?*
- *Wie wird sich die neue Situation auf unser Familienleben auswirken? Was bedeutet das für die Geschwisterkinder?*

Viele Fragen und keine Antworten, zumindest vorerst noch nicht. Erst die Zukunft wird zeigen, welche Schäden und Langzeitfolgen die Verletzung oder Erkrankung mit sich bringt. Auf dieses Thema gehe ich im Kapitel *Langzeitfolgen* (siehe S. 173 in Teil 4) näher ein.

UNTERSTÜTZUNG DES KINDES DURCH DIE ELTERN

In der Hightech-Welt der PICU fühlt man sich als Elternteil meist hilflos und hat das Gefühl, man kann seinem Kind nicht helfen. In dieser von Technik und Medikamenten bestimmten Umgebung sollte man jedoch Folgendes bedenken: Liebe und Hoffnung kann dem Kind niemand besser geben als die Eltern und die Familie.

Dein Kind spürt deine Anwesenheit!

Auch wenn dein Kind bewusstlos oder sediert (medikamentös in Schlaf versetzt) ist, kann es trotzdem spüren, dass du da bist und hören, dass du mit ihm sprichst, ihm etwas erzählst oder vorliest. Wenn du es berührst, wird es spüren, dass du da bist, dass du es liebst und auf es aufpasst. Du kannst ihm damit viel Sicherheit und Geborgenheit vermitteln.

Eine große Belastung für das Kind während des Intensivaufenthaltes sind die ständigen Untersuchungen und Unterbrechungen des normalen Schlafrhythmus. Pflegepersonen und Ärzte versuchen, die Störungen so gut es geht zu minimieren und notwendige Untersuchungen und Kontrollen zu koordinieren, doch leider ist das nicht immer möglich. Dies kann dazu führen, dass das Kind irritiert, aufgebracht, frustriert oder unzufrieden ist. Das ist nicht anders als bei Erwachsenen, wenn sie müde oder erschöpft sind und nicht ungestört schlafen können oder dürfen. Umso wichtiger ist es, dass man als Eltern das Kind, wenn es gerade ungestört schlafen kann, nicht unbedingt aufweckt. Es spürt auch so, dass man bei ihm ist. Schlaf ist, gerade wenn man krank ist, enorm wichtig und heilsam.

Wenn dein Kind gerade schläft und sich erholt, kannst du diese Zeit für dich selbst nutzen, um Energie und Kraft zu tanken!

Schlaf ist auch extrem wichtig, um Erfahrungen und Erlebnisse verarbeiten zu können. Belastungen durch Lärm und Licht können jedoch den Nachtschlaf und den Rhythmus stören. Man kann für mehr Ruhe sorgen, indem das Bett etwas abgeschirmt wird, z. B. durch ein „Zelt“ oder ein vorgehängtes Tuch. Wenn möglich, kann die Zimmer- oder Kojentür geschlossen werden und ein

Kärtchen darauf kann Personal und Besucher daran erinnern, dass im Raum geschlafen wird. Nachts ist es sinnvoll, nur gedämpftes Licht zu verwenden, um den Schlaf nicht durch grelles Licht zu stören.

> *Sprich mit den Pflegepersonen, wenn du eine ungünstige Situation verändern möchtest und frag, wie du dein Kind unterstützen kannst.*

Eine weitere Belastung stellt auch die fremde Umgebung dar. Die meisten PICUs sind bereits kindgerecht und farbenfroh gestaltet, doch keine Dekoration kann über das Intensiv-Flair hinwegtäuschen. Wenn man länger bleibt, kann man Bilder, Fotos, eigene Spielsachen, Kleidung, Kuscheldecke, Musik und Bücher mitbringen.

Je nach Allgemeinzustand und Situation kann man sich auch in die Pflege und Versorgung des Kindes einbringen: Temperatur messen, Windeln wechseln, massieren, baden, füttern, Medikamente verabreichen und Ähnliches.

Anfangs wird der Respekt vor den Kabeln und Schläuchen noch groß sein, wie auch die Angst, etwas unabsichtlich zu entfernen. Das ist normal, wird sich mit der Zeit aber ändern und man wird lernen, ganz selbstverständlich damit umzugehen. Um einen Überblick über die Technik zu bekommen, kann es hilfreich sein, beim Personal nachzufragen, welches Kabel welche Funktion erfüllt und „wie wichtig" es ist. Wenn das Kind schon längere Zeit auf der PICU verbracht hat bzw. die Verlegung auf eine Normalstation geplant ist, ist es sinnvoll, wenn die Eltern bereits einen gewissen Teil der Pflege und Versorgung übernehmen können.

> **Pflege- und Versorgungstätigkeiten übernehmen**
>
> *Sprich mit dem Pflegepersonal, welche Pflege- und Versorgungstätigkeiten du übernehmen möchtest, wobei du noch unsicher bist und weitere Einschulung und Unterstützung benötigst und was du schon ganz übernehmen kannst und möchtest.*

Elterngefühle

Antonio kommt mit einem schweren Herzfehler zur Welt. Sein Allgemeinzustand stabilisiert sich nach vielen Wochen intensiver Therapie und Betreuung nur sehr langsam. Seine Eltern verbringen viel kräfteraubende Zeit an seinem Bett. Anfangs sind sie noch sehr eingeschüchtert von den Geräten und Zugängen, die vielen Kabel und die Alarme beunruhigen sie sehr. Von Tag zu Tag wird ihre Unsicherheit kleiner, da sie immer mehr Informationen erhalten und sich immer besser mit den intensivmedizinischen Geräten und Handlungen auskennen. Sie werden immer mehr in die pflegerische Versorgung ihres Kindes eingebunden und es stellt sich zunehmend eine neue tägliche Routine für sie ein. Die Trachealkanüle, mit der Antonio wegen seiner Atemschwierigkeiten versorgt wird, verliert rasch ihren Schrecken und sie lernen, auch damit umzugehen. Da Antonio immer stabiler wird und weniger intensivmedizinische Betreuung und Versorgung benötigt, übernehmen seine Eltern bereits den Großteil seiner Versorgung.

Als das Wetter draußen immer schöner wird, steigt das Bedürfnis, die Intensivstation, zumindest für ein paar Minuten, zu verlassen. Antonio ist nun stabil, benötigt nur mehr wenige Medikamente und auch nur mehr nachts die Beatmungsmaschine. Die Eltern und das Intensivpersonal beschließen daher gemeinsam, frische Luft schnappen zu gehen. Antonio wird warm eingepackt, die notwendigen Medikamente samt Perfusor und Notfallequipment werden in den Kinderwagen geladen und dann fahren seine Eltern mit ihm aus der Intensivstation hinaus. Sie genießen die Zeit außerhalb der Station sehr. Es ist möglich, dass sie ihren Ausflug öfters wiederholen und auch immer länger wegbleiben. Als Antonio auf die Normalstation verlegt wird, versorgen ihn seine Eltern bereits komplett selbstständig, sie sind ein eingespieltes Team. Die Entlassung rückt in absehbare Nähe.

MUTTERMILCH

Muttermilch ist meist die beste auf den Säugling abgestimmte Nahrung. Aufgrund der Ausnahmesituation auf der PICU und des dadurch ausgelösten Stresses kann es vorkommen, dass betroffene Mütter weniger oder gar keine Muttermilch produzieren. Dies ist eine normale Reaktion des Körpers auf ein stressiges Ereignis und kann sich wieder einstellen. Man sollte sich als Mutter etwas Zeit geben und Unterstützung holen.

Häufig ist es wegen der Erkrankung oder Verletzung des Kindes und der damit verbundenen Versorgung und Therapie anfangs nicht möglich, das Kind zu stillen. Auf jeder PICU gibt es die Möglichkeit, Muttermilch abzupumpen und das Kind dann damit mittels Fläschchen oder über eine Magensonde zu ernähren. Falls das kranke Kind aus medizinischen Gründen vorübergehend nicht oral (über den normalen Verdauungstrakt) ernährt werden kann, kann die Muttermilch eingefroren und für später aufgehoben werden. Das betreuende Team informiert über die Vorgehensweisen und Möglichkeiten auf der Station.

Fragen zum Stillen

Wenn du Fragen bezüglich Stillen oder eventuell aufgrund der Stresssituation Probleme dabei hast, kannst du dich an die Stillberatung wenden. Den Kontakt stellt das betreuende Team gerne her.

DAS KRANKE KIND AUF DER PICU

MIT DEM KIND ÜBER DIE ERKRANKUNG SPRECHEN

Man wünscht sich als Eltern nichts mehr, als dass sein Kind ein unbeschwertes, glückliches Leben führen kann. Diese Vorstellung wird durch eine lebensbedrohliche Erkrankung oder einen Unfall zerstört. Es ist natürlich, dass man sein Kind vor allem in einer schwierigen Situation von allen negativen und belastenden Informationen fernhalten und es beschützen möchte. Nichts soll das Kind weiter überfordern und seine Genesung negativ beeinflussen. Seit vielen Jahren wird intensiv zu dieser Thematik geforscht und heutzutage ist die gängige Meinung, dass Kinder und junge Erwachsene ein Recht haben, über ihre Krankheit und Prognose ihrem Alter entsprechend informiert und aufgeklärt zu werden.

Kinder, besonders kranke oder lebenslimitierend erkrankte Kinder, haben meist ein besonderes Gespür für ihre Erkrankung. Enthält man ihnen Informationen vor oder belügt sie, fühlen sie sich mit ihren Sorgen und Ängsten allein gelassen. Sie wissen dann nicht, wem sie vertrauen können. Es ist eine sehr große Herausforderung, mit dem eigenen Kind ehrlich über seine Situation zu sprechen – doch nicht darüber zu reden, verbessert leider nichts.

Schwierige Gespräche

Wenn du mit deinem Kind über seine schwere Erkrankung sprechen möchtest, aber nicht weißt, wie du dieses Gespräch beginnen oder führen sollst, bitte um Unterstützung von professionellen Helfern oder einer Vertrauensperson aus deinem Umfeld.

Oft reicht es, seinem kranken Kind die Bereitschaft für ein offenes und ehrliches Gespräch zu signalisieren. Kinder haben meist sehr feine Antennen, wer wirklich offen für solch ein Gespräch ist und wer ihre Fragen ertragen und ehrlich beantworten kann. Man sollte ehrlich sein, auch wenn es schmerzhaft und belastend ist, mit seinem Kind über Leben, Krankheit oder Sterben zu sprechen. Aber es kann auch eine neue, ganz besondere und einzigartige Vertrauensbasis zu dem Kind öffnen.

Vertraue deinem Kind – es weiß genau, wie viele Informationen und Details es aushält bzw. wissen möchte. Geh auf dein Kind ein und tritt ihm offen und ehrlich gegenüber. Wenn ihm die Informationen reichen, fragt es nicht mehr weiter nach oder wechselt das Thema.

Außerdem ist es wichtig, Kinder (natürlich dem Alter entsprechend) über die Notwendigkeit einer Therapie und Behandlung zu informieren. Nur wenn sie verstehen und nachvollziehen können, warum etwas geschieht, werden sie kooperieren und kann der erlebte Stress reduziert werden.

Noch viel wichtiger als Informationen bereitzustellen, ist es, das Kind nicht anzulügen oder hinter verschlossenen Türen über seine Krankheit zu sprechen. Kinder spüren es, wenn ihre Eltern etwas vor ihnen verheimlichen. Dies schürt Angst und Unsicherheit. Werden sie belogen oder wird hinter ihrem Rücken über sie gesprochen, kann es sein, dass sie ihre Krankheit als Strafe für schlechte Gedanken oder falsches Verhalten verstehen. Kinder haben, je nach Alter, eine starke Vorstellungskraft bzw. viel Fantasie. Im Kindergartenalter sind sie im „magischen Denken", das heißt, aus ihrer Sicht passiert nichts ohne Grund und sie haben magische Fähigkeiten. Sie denken, dass ihre Erkrankung durch ihr Verhalten beeinflusst wird. Man sollte mit dem Kind darüber sprechen und erklären, wie diese Krankheit entstanden ist und warum. Dadurch kann man helfen, Angst und Schuldgefühle zu reduzieren.

Ehrlichkeit

Du darfst vor deinem Kind auch weinen. Zeig ihm, dass diese Gefühle normal sind. Sprich offen darüber und erkläre es: „Ich bin traurig. Ich habe Angst um dich! Ich liebe dich und mache mir Sorgen!" Auch nonverbale Kommunikation wird von Kindern wahrgenommen. Verstecke nichts und sei offen und ehrlich!

Man kann entweder allein oder mit dem medizinischen Fachpersonal das Kind informieren. Man sollte nachfragen, was das Kind denkt und fühlt und welche Fragen jetzt wichtig für es sind. Man sollte zuhören, die Ängste ansprechen und diese damit teilen. Wenn das Kind bereits älter ist, kann und wird es mehr Informationen über die Erkrankung und Therapie benötigen, einfordern und verstehen. Auch die Auseinandersetzung mit dem (möglichen) Tod kann unter Umständen notwendig sein, vielleicht schon zu Beginn der Erkrankung oder auch erst, wenn alle Therapiemöglichkeiten ausgeschöpft sind. Kinder haben ihrem Alter entsprechend verschiedene Todeskonzepte. Kindergartenkinder assoziieren den Tod mit Voneinander-Getrenntsein oder Schlafen oder begreifen ihn als Strafe für schlechtes Verhalten. Schulkinder beginnen zu verstehen, dass der Tod real und endgültig ist. Man sollte, wenn man über den Tod spricht, nicht von „Schlafen" sprechen. Dies kann zu Verwirrung und Angst vor dem Einschlafen führen.

Am besten ist es, wenn man sich im Vorfeld Gedanken über das Sterben und den Tod macht, eigene Ängste und Vorstellungen reflektiert und sich (eventuell mit professioneller Unterstützung) gut auf das Gespräch mit dem Kind und eventuellen Geschwisterkindern vorbereitet. Mithilfe von Gesprächen und Spielen sollte dem Kind die Möglichkeit gegeben werden, alle Fragen und Bedenken an- und auszusprechen.

Wenn man weiß, welches Verständnis von Krankheit und vom Tod in der Altersgruppe des Kindes normalerweise besteht, kann man im gemeinsamen Gespräch leichter darauf eingehen und hilfreiche Metaphern und Bilder verwenden. Ärzte, medizinisches Fachpersonal und Pädagogen können dabei eine Hilfe sein. Illustrationen, Bilder und eventuell auch Videos können Vorgänge veranschaulichen und als Gesprächsgrundlage dienen.

KRANKHEITSVERSTÄNDNIS VON KINDERN

0-2 JAHRE

Kinder lernen ihren Körper und die Welt rundherum kennen. Die Eltern fungieren als Filter und Schutz zwischen ihnen und der fremden Welt. Plötzliche Veränderungen, eine neue Umgebung und schmerzhafte Erfahrungen wirken sehr bedrohlich und beängstigend. Das Kind fühlt sich nicht wohl, es möchte nach Hause. Eltern sollten diese Gefühle und dieses Verhalten akzeptieren und versuchen, das Kind zu beruhigen und für es da zu sein. Details zur Krankheit und zu Therapien sind für Kinder in diesem Alter noch viel zu komplex, einfache Erklärungen wie „Du bist krank und brauchst das, damit du wieder gesund wirst!" sind meist ausreichend. Auch Genaueres über anstehende Untersuchungen und Eingriffe sind nicht sinnvoll, sondern ängstigen und verwirren nur. Direkt vor bzw. bei einem Eingriff zu erklären, was kommt und gemacht wird, damit die Kinder nicht völlig unvorbereitet sind und das Vertrauen verlieren, ist sinnvoll.

Am besten ist, du unterstützt dein Kind während einer Untersuchung (z. B. Ultraschall) bzw. eines Eingriffs (z. B. Zugang legen), falls du dabeibleibst, und beruhigst es danach. Auch wenn es für dich in der Situation schwer ist, es leiden zu sehen, hilft es ihm, zu sehen und zu spüren, dass du ruhig bleibst und für dein Kind da bist. Lenke es nach dem Eingriff oder der Therapie mit Spielen ab oder sorge für ein Ventil, durch das es die Frustration abbauen kann. Auch Belohnungen sind in Ordnung für überstandene Behandlungen oder Untersuchungen.

2-6 JAHRE

Das Körperverständnis (vor allem des äußeren Körpers) beginnt sich zu entwickeln. Die Funktion und das Zusammenspiel der inneren Organe sind noch kein Begriff. Krankheit wird als „Ursache und Effekt" verstanden; das heißt z. B., man hat eine schlimme Verkühlung, weil man nicht warm genug angezogen war. Ein Weg, eine schlimme Erkrankung zu erklären, ist folgender: „‚Böse' Zellen greifen ‚gute' Zellen im Körper an und Medikamente und Therapien helfen, die bösen Zellen zu beseitigen." Wenn Organe betroffen sind, kann man erklären, dass sie kranke Zellen haben und diese Hilfe brauchen, um wieder gesund zu werden. In diesem Alter haben Kinder noch das „magische Denken", das heißt, sie denken, sie können durch ihre Handlungen oder auch Gedanken Dinge bewirken oder herbeiführen. Der Unterschied zwischen Fantasie und Realität ist für sie meist noch schwierig zu verstehen. Da sich manche Kinder selbst Vorwürfe machen, die Krankheit als Strafe für böse Gedanken oder unangebrachtes Verhalten bekommen zu haben, ist es wichtig, mit dem kranken Kind über seine Vorstellungen zu sprechen und ihm die Möglichkeit zu geben, Ängste und Bedürfnisse zu äußern. Auch das Verweigern von Untersuchungen, Eingriffen und Medikamenten ist in diesem Alter normal und nur ein Zeichen von wachsender Unabhängigkeit und steigendem Selbstvertrauen.

Versichere deinem Kind, dass es nicht „schuld" an der Erkrankung ist. Sprich über mögliche Veränderungen am und im Körper durch die Erkrankung und sei offen für Fragen und Sorgen.

6-9 JAHRE

Kinder dieser Altersgruppe sind bereits fähig, verschiedene Aspekte ihrer Erkrankung zu verstehen. Man kann mit ihnen meist über Ursachen und Auswirkungen sprechen und ihnen erklären, wie eine Behandlung erfolgt und wie sie hilft, die Krankheit zu bekämpfen und den Körper zu schützen. Diese ehrlichen Informationen können beim Kind Angst und Unsicherheit reduzieren und Vertrauen schaffen.

Wenn ein Arzt nicht direkt mit deinem kranken Kind spricht, bitte ihn darum – so fühlt es sich ernst genommen und in die Behandlung und Gespräche über die eigene Krankheit involviert. Sprich nicht über das Kind hinweg, sondern direkt mit ihm über die Erkrankung und Therapie.

Je nachdem, welche Erfahrungen du und dein Kind in der Vergangenheit bereits gemacht habt, ist es wichtig, auch darüber zu sprechen: Hatte ein Verwandter oder Bekannter dieselbe Erkrankung und ist womöglich daran verstorben? Hat dein Kind schon einige harmlose Erkrankungen überstanden und geht davon aus, es sei in diesem Fall auch so? Schaut gemeinsam zurück und besprecht vergleichbare Erfahrungen oder entkräftet falsche Vorstellungen und Annahmen.

9-12 JAHRE

In diesem Alter verstehen Kinder Erkrankungen bereits als einen Verlauf mit verschiedenen Stadien. Gespräche über Organe und Körperfunktionen, die durch eine Erkrankung beeinträchtigt sein können, können zum Verständnis der Behandlung und der Therapie beitragen.

Wenn Kinder nach genaueren Details und Informationen fragen, gehe darauf ein. Besprich allein mit deinem Kind, was es verstanden hat. Wenn du auf Fragen keine Antwort weißt, sag es ehrlich. Notiert euch Fragen, die noch offen sind. Dadurch kannst du deinem Kind vermitteln, dass es in Ordnung ist, wenn man etwas noch nicht verstanden hat und dass man sich dafür nicht schämen muss.

ÜBER 12 JAHRE

Je älter das Kind ist, umso besser kann es detaillierte Erklärungen über Körperfunktionen und das Zusammenspiel von Organen nachvollziehen. Dies kann dazu beitragen, den Sinn und Ablauf von Behandlungen und Therapien zu verstehen und somit zu kooperieren. Jugendliche profitieren von ehrlichen Gesprächen mit dem medizinischen Personal und wenn sie Verantwortung für ihre Krankheit bzw. Gesundheit übernehmen können. Anfangs kann es hilfreich sein, sie in diesem Prozess zu unterstützen, bis sie eine gewisse Kontrolle über alles gewonnen haben.

In Österreich gilt man ab 14 Jahren als mündiger Minderjähriger. Ab diesem Alter ist bei medizinischen Eingriffen eine Zustimmung des betroffenen Jugendlichen notwendig.

Unterstütze dein Kind, lass aber auch Eigenverantwortung und eigene Entscheidungen zu.

REAKTIONEN UND VERHALTENSWEISEN VON KINDERN VERSTEHEN UND DARAUF EINGEHEN

So wie Erwachsene sehr individuell mit der Ausnahmesituation PICU umgehen, ist es auch bei den betroffenen Kindern (und ihren Geschwisterkindern) ganz normal, auf unterschiedlichste Weise zu reagieren und Verhaltensweisen zu zeigen, die man vielleicht von ihnen noch nicht kennt.

Die Reaktionen und Antworten eines Kindes auf die Veränderungen während einer Erkrankung hängen von psychosozialen Faktoren und persönlichen Ressourcen ab. Psychosoziale Faktoren sind z. B. Einstellungen, Werte, Überzeugungen, Reaktionen auf die Umwelt, Kommunikation mit den Mitmenschen. Dies kann kognitiv (auf gedanklicher Ebene) sein oder emotional (auf Gefühlen basieren) und auf der sozialen Ebene (dem zwischenmenschlichen Verhalten).

Psychosoziale Faktoren und persönliche Ressourcen, die das Verhalten und den Umgang beeinflussen, können folgende sein:

- Alter des Kindes und seine bisherigen sozialen Erfahrungen
- Innere Stärke des Kindes, wie z. B. Motivation, Zielstrebigkeit und Entwicklung von Werten
- Emotionale Unterstützung von Familie und Freunden
- Werte, Haltungen und Einstellungen der Eltern
- Bisherige Erfahrungen des Kindes mit Krankheiten oder Krankenhausaufenthalten

Reaktionen und Verhaltensweisen von Kindern je nach Alter

NEUGEBORENES UND SÄUGLING

Neugeborene und Babys beginnen, ihre Umwelt langsam wahrzunehmen, Reize einzuordnen und Bekanntes zuzuordnen. Es kann z. B. hilfreich sein, eigene Spielsachen, Kuscheltiere, Kuscheldecken oder Kleidung mitzubringen. Auch eine „Mamawindel", die am Körper getragen wurde und dadurch den Geruch der Mutter trägt, kann dem Kind ins Bett gelegt werden und somit Sicherheit vermitteln. Bei langen PICU-Aufenthalten haben manche Mütter die Befürchtung, dass sich ihr Kind genauso zum Pflegepersonal „hingezogen" fühlt wie zu ihr selbst, es eine starke oder stärkere Bindung zu den Pflegepersonen aufbaut und diese ihren Platz einnehmen. Dieses Gefühl ist nachvollziehbar, aber nicht begründet. Niemand kann oder will die Mutter oder den Vater mit dieser ganz besonderen Verbindung, dem Vertrauen und der Sicherheit, die diese Bindung schenken kann, ersetzen.

Eltern sollten die vertrauensvolle und liebevolle Verbindung, die das Kind zum Krankenhauspersonal entwickelt, nicht als bedrohlich, sondern im Gegenteil als stützend und hilfreich im Genesungsprozess des Kindes ansehen. In einer sicheren und liebevollen Umgebung kann sich das Kind geborgen fühlen und Stress und Angst können reduziert werden.

Neugeborene und Säuglinge reagieren meist mit Weinen und Schreien auf unangenehme und belastende Situationen, da sie auf diesem Entwicklungsstand nur so Unbehagen, Angst, Schmerz und Unzufriedenheit ausdrücken und mit Belastungen umgehen können. Meist hilft die Nähe der

Eltern, um sie wieder zu beruhigen. Es kann aber auch vorkommen, dass sie einfach weinen und schreien wollen und müssen und durch nichts zu beruhigen oder zu besänftigen sind. Es ist normal und menschlich, dass Eltern in solchen Stresssituationen Gefühle der Frustration, Ungeduld und Wut aufkommen spüren und dass diese in der Folge auch Schuldgefühle und ein schlechtes Gewissen nach sich ziehen.

Anhand des Weinens des Kindes kann man häufig unterscheiden, was es benötigt oder welche Ursache es gibt – drückt es damit gerade Unzufriedenheit aus, weint es aufgrund von Hunger, Schmerzen, Angst oder Stress oder handelt es sich um ein gelangweiltes Weinen. Dieses Wissen ist hilfreich auf der Suche nach der Ursache und was Linderung und Trost bringen kann, wie z. B. ein Schnuller, vorsichtige Massagen und angenehmer Körperkontakt, Geschichten vorlesen oder erzählen oder auch Lieder vorspielen oder vorsingen.

Auch Eltern dürfen einmal schlechte Laune haben!

Vielleicht denkst du: „Ich bin eine schlechte Mutter/ein schlechter Vater, weil ich mein Kind gerade ‚nicht mag' oder weil ich frustriert, wütend oder ungeduldig werde!" Nein, das bist du nicht! Das sind ganz normale Gefühle! Auch du bist gestresst, erschöpft oder ängstlich und solche oder ähnliche Gedanken sind normal. Fühl dich nicht schuldig oder schlecht, wenn sie aufkommen. Sieh es als Zeichen, dass auch du „nur" ein Mensch bist, mit Grenzen, Gefühlen und Bedürfnissen. Bitte in solchen Situationen um Unterstützung:

- *Suche jemanden zum Reden und Austauschen, vielleicht jemanden, der dasselbe durchgemacht hat.*
- *Nimm dir eine (kurze) Auszeit.*
- *Suche dir Möglichkeiten zum Auftanken.*
- *Lass die angestauten Gefühle, Ängste und Sorgen hinaus. Vielleicht hilft es, zu weinen, um ein wenig Druck abzulassen.*

Sprich mit dem Behandlungsteam, sie verstehen das und können auch für dich da sein.

KLEINKIND UND VORSCHULKIND:

Kleinkinder sind teilweise sehr schnell in ihrer Entwicklung, in den Fortschritten, die sie machen und dem Neuem, das sie erforschen. Ihr Entdeckungsradius erweitert sich ständig. Eine schwere Erkrankung oder ein Unfall und der damit verbundene Krankenhausaufenthalt können diese Entwicklungsmöglichkeiten einschränken und den neu entfalteten Entdeckergeist ausbremsen, was beim Kind meist zu Ärger führt. Auch die bereits erlernte Kontrolle von Körperfunktionen (wie z. B. Toilettengang) kann aufgrund von Medikamenten, Bettlägerigkeit oder anderen Ursachen vorübergehend verloren gehen, was zu Scham und Frustration führt. Erklärungen und Informationen helfen auch hier, dass das Kind besser damit umgehen kann und Lob für die Kooperation bei der Medikamenteneinnahme oder bei Untersuchungen stärkt sein Selbstwertgefühl.

Das Austesten von Grenzen und das Kontrollieren und Beeinflussen des Verhaltens von anderen Personen ist ein normales Verhalten von Kleinkindern. Es kommt aber durchaus vor, dass Medikamente Gefühlsschwankungen und schlechte Laune verursachen (wie z. B. Kortison, Beruhigungsmittel, krampflösende Medikamente oder Medikamente gegen Übelkeit und Erbrechen). Dies sollte mit dem behandelnden Team besprochen werden.

Je nach Alter können die Kinder in tägliche Tätigkeiten eingebunden werden, wie z. B. die Kleidung selbst aussuchen oder beim Verbandwechsel und Ähnlichem mithelfen. Dadurch fördert man ihre Eigenverantwortung, das Selbstwertgefühl und die Kooperationsbereitschaft.

Zeig deinem Kind, dass du es liebst und unterstützt, gerade in dieser schwierigen Zeit. Aber es ist manchmal auch wirklich notwendig, Grenzen aufzuzeigen. Dies hilft deinem Kind zu verstehen, dass Kooperation wichtig ist, damit es wieder gesund wird. Krankheit darf keine Entschuldigung für schlechtes Verhalten sein!

SCHULKIND

Kinder von fünf bis sieben Jahren denken meist noch, schlechtes Verhalten oder böse Gedanken haben einen direkten Einfluss auf eine Erkrankung oder ein Ereignis. Zwischen sechs und zehn Jahren beginnen sie, den Zusammenhang von Ursache und Wirkung etwas besser zu verstehen. Die Realität ersetzt die Fantasie Stück für Stück durch neue Erfahrungen und Erlebnisse. Gespräche und Informationen über die Erkrankung und die Therapie können konkreter erfolgen. Die Kinder fordern meist auch mehr Details ein, um zu verstehen, sicherer zu sein und weniger Angst zu haben.

Durch den Schulbeginn eröffnen sich neue Möglichkeiten der zwischenmenschlichen Kontakte und Freundschaften. Die Erweiterung des Wirkungsradius des Kindes wirkt sich positiv auf seine Entwicklung, sein Selbstbewusstsein und seine Neugierde aus. Eine (neuerliche) Einschränkung bzw. die Distanz zu den neu gewonnenen Freunden und Freuden schmerzen dann natürlich enorm. Briefkontakt oder Videotelefonieren mit wichtigen Bezugspersonen (z. B. Familie, Freunde, Klassenkameraden) kann hier sehr hilfreich sein und als notwendige Ablenkung von der Krankheit, dem Krankenhausalltag und den Sorgen dienen.

Kinder in diesem Alter können ihre Wut und ihre Bedürfnisse meist schon sehr klar und konkret formulieren und einfordern. Wichtig ist, ihnen die Möglichkeit dazu zu geben und ihnen zuzuhören. Da sich in diesem Alter das Verständnis für andere und deren Bedürfnisse entwickelt, kann es aber auch dazu führen, dass sich kranke Kinder schlecht oder schuldig fühlen, da ihre Krankheit großen Einfluss auf das Leben und den Alltag ihrer Lieben hat.

Auch in dieser Altersgruppe ist es normal, dass Kinder mit rebellischem oder auch zurückgezogenem Verhalten auf all diese Veränderungen und Einschränkungen reagieren. Manchmal hilft der Austausch mit Gleichaltrigen, um Druck abzulassen.

Sprich offen mit deinem Kind über diese Gefühle und versichere ihm, dass niemand eine Schuld trägt und du gerne für es da bist. Gib deinem Kind Zeit, sich an die Situation anzupassen und zu lernen, wie es damit umgehen kann. Mit gegenseitiger Liebe und Rücksichtnahme unterstützt ihr euch dabei.

JUGENDLICHE

Die Zeit der Pubertät stellt Kinder und Eltern auch unter normalen Umständen vor große Herausforderungen. Der Körper verändert sich, die Hormone stellen sich um und eigene Werte, Ansichten und die Persönlichkeit entwickeln sich. Kommt zu dieser großen Umstellung bzw. Neuordnung noch eine kritische Erkrankung dazu, kann die Belastung gewaltig sein. Der reduzierte oder fehlende Kontakt und Austausch mit Peers und „Gleichgesinnten" macht alles noch viel schwieriger.

Auch hier gilt, dass Verständnis füreinander und ehrliche Gespräche über Wut und Bedürfnisse am hilfreichsten sind. Ist dies im normalen Alltag häufig schon eine große Herausforderung für beide Seiten, kann es in einer Ausnahmesituation auf der PICU noch um einiges schwieriger sein. Ausreichend Privatsphäre und professionelle Unterstützung sind besonders wichtig.

So wie Erwachsene unterschiedliche Herangehensweisen und Strategien für ihre Herausforderungen im Alltag entwickelt haben, haben auch viele Jugendliche ihren ganz eigenen Weg gefunden. Dies gilt es zu akzeptieren und zu fördern. Auch ihr Bedürfnis nach Unterstützung durch die Eltern und die Familie kann geringer als früher sein, sie wollen oft eher auf die Hilfe von Freunden zurückgreifen. Dies ist ein Zeichen von Abnabelung, persönlicher Entwicklung und Reifung und sollte auf keinen Fall persönlich genommen werden. Das Kind wächst zu einem eigenständigen, selbstständigen und unabhängigen Erwachsenen heran – trotz oder gerade wegen einer Erkrankung und den damit verbundenen Erfahrungen.

Aber trotz all der Reife und Entwicklung, die Kinder und Jugendliche durch ihre und mit ihrer Erkrankung erreicht haben, ist es wichtig, auf körperliche Veränderungen zu achten und auf mögliche Einschränkungen besonders sensibel einzugehen. Viele fühlen sich z. B. durch Narben oder ausgefallene Haare massiv entstellt. Hier helfen professionelle Hilfe und der Austausch mit Gleichgestellten.

UMGANG MIT DEM KRANKEN KIND AUF DER PICU

Leider gibt es keine Schritt-für-Schritt-Anleitung, wie man mit dem eigenen kritisch kranken Kind umgehen soll. Natürlich ist es notwendig, dass das Kind seine negativen und belastenden Gefühle (wie z. B. Angst, Frustration, Wut, Schmerz oder Hilflosigkeit) ausdrücken kann und darf. Doch wie sollen Eltern den Unterschied zwischen wichtigen Gefühlsäußerungen und austestendem, negativem, destruktivem Verhalten erkennen? Wie sollen sie auf all die hereinbrechenden Gefühläußerungen reagieren?

Viele Erfahrungen und Studien haben gezeigt, dass das Grenzen-Setzen für Kinder und Jugendliche auch im Krankenhaus überaus wichtig ist. Das gibt ihnen Sicherheit. Durch Disziplin – gepaart mit Mitgefühl – können die Eltern und das medizinisch-pflegerische Personal Normalität und Stabilität vermitteln. Sie geben ihnen damit auch die Möglichkeit, über gewisse Regelungen und Vorgaben gemeinsam zu verhandeln.

Kommunikation ist äußerst wichtig – offene und ehrliche Kommunikation! Man sollte immer offene und ehrliche Gesprächsbereitschaft signalisieren, auch wenn es schwerfällt, weil man sein Kind schützen will. Dadurch fühlt sich das kranke Kind nicht so isoliert und bekommt nicht das Gefühl vermittelt, die Krankheit sei so schlimm, dass man nicht einmal darüber sprechen könne oder wolle. Jeder kann seine Gefühle, Ängste, Sorgen und Bedürfnisse ansprechen und muss sich nicht allein damit auseinandersetzen. Wenn alle Gefühle offen ausgesprochen sind, lässt der Druck manchmal von selbst ein wenig nach. Danach kann auch wieder Platz für Spaß, Humor und Leichtigkeit sein.

Spaß und Freude sind wichtig!

Zeig deinem Kind, dass sich nicht immer alles um die Krankheit drehen muss! Auch in schweren Zeiten gibt es Platz für Schönes und Lustiges. Das eine schließt das andere nicht aus, ganz im Gegenteil! Spaß, Humor, Freude oder eine kleine Portion Unsinn sind ausgesprochen hilfreich in der Auseinandersetzung mit der Situation auf der PICU.

Um seinem Kind im Umgang mit der kritischen Erkrankung zu helfen, kann man es bestärken, über seine Gedanken, Gefühle und Bedürfnisse zu sprechen, besonders, wenn es sich gestresst fühlt. Manche Kinder sind jedoch noch zu jung oder es fällt ihnen zu schwer, darüber zu sprechen. Sie äußern sich durch ihr Verhalten – sie weinen, schreien, streiten, werden aggressiv oder ziehen sich ganz zurück und wollen nicht mehr reden. Viele Erwachsene versetzt solch ein Verhalten in Unruhe. Es ist hilfreich, zu wissen, dass dies ganz normale Reaktionen und Verhaltensweisen von Kindern sind, um inneren Druck abzulassen.

Wenn dein Kind wütend, gereizt oder aufgeregt ist, halte ihm einen Polster zum Hineinboxen hin. Wenn es flucht und schreit, zeige ihm, dass dies in Ordnung ist. Nachdem es sich beruhigt hat, nimm es in den Arm und sei für es da.

In der Vorbereitung auf eine Behandlung oder einen Eingriff sollte man (dem Alter entsprechend) genau erklären, was das Kind wissen möchte und ehrlich und in verständlicher Weise antworten. Wenn ein Eingriff wehtun wird, sollte man dies auch zugeben und nicht lügen! Sonst läuft man Gefahr, das kindliche Vertrauen zu brechen. Das Kind verliert dann die Sicherheit, sich auf die Eltern oder Vertrauenspersonen verlassen zu können. Wenn man auf eine Frage keine Antwort hat, sollte man das ehrlich eingestehen und im Bedarfsfall nachfragen.

Die medizinisch-pflegerischen Fachkräfte verstehen deine Situation und kennen die großen Herausforderungen, die damit einhergehen. Wenn du dich mit Fragen (oder auch Anliegen und Sorgen) offen an sie wendest, zeigst du deinem Kind, dass es das auch jederzeit tun kann.

Kinder sollten mithilfe von Physio- und Ergotherapie gefördert und unterstützt werden. Nicht nur verloren gegangene Fähigkeiten aufgrund längerer Bettlägerigkeit, sondern auch neue Bewegungsmuster können mithilfe von geeigneten Therapien (wieder) erlernt und Muskeln und Abläufe trainiert werden. Dadurch können nicht nur große Schritte zurück Richtung Normalität und Selbstständigkeit gemacht werden, dies sorgt auch für Spaß und Ablenkung und fördert die Konzentration auf nicht-schmerzhafte Tätigkeiten.

Geschulte Therapeuten und Pädagogen können mithilfe von Spielen das Kind anleiten, Gefühle auszudrücken, Aggressionen zu kanalisieren und (zumindest für kurze Zeit) den belastenden Klinikalltag auszublenden. Auch die CliniClowns, die mittlerweile die meisten Kinderstationen besuchen, bringen mit ihrer achtsamen Leichtigkeit Spaß und Freude zu den Kindern.

Humor und Lachen ist für viele ein hilfreiches Ventil, um ihren inneren Druck und alle Sorgen für einen Moment zu vergessen und sich einer Leichtigkeit hinzugeben. Die durch Lachen produzierten Glückshormone (Endorphine) gelangen in die Blutbahn, unterdrücken die Ausschüttung des Stresshormons Adrenalin und bewirken, dass sich die Stimmung bessert.

GESCHWISTERKINDER

Wenn ein Kind lebensbedrohlich oder kritisch krank ist, rückt es verständlicherweise automatisch in den Fokus der Aufmerksamkeit. Hat dieses Kind Geschwister, ist dies für die Eltern eine zusätzliche Herausforderung. Das kritisch kranke Kind benötigt ihre volle Unterstützung, doch auch die Geschwisterkinder brauchen Beistand. Das führt bei den meisten Eltern zu einem Gefühl von Zerrissenheit und ständigem schlechten Gewissen.

Geschwister wachsen gemeinsam auf, wachsen zusammen, lernen von- und miteinander und haben großen Einfluss aufeinander. Bricht eine kritische Erkrankung oder eine schwere Verletzung in diese vertraute Verbindung ein, ruft dies in der Regel Gefühle wie Angst, Unsicherheit, Einsamkeit, Trauer, Wut und auch Schuldgefühle hervor. Die akute und bedrohliche Veränderung des Familienlebens wirkt sich natürlich auch auf das soziale und das Schulleben aus. Kinder haben unterschiedliche Vorstellungen von der Erkrankung oder Verletzung des Geschwisterkindes und sind daher auf Informationen ihrer Eltern angewiesen. Sie haben ein sehr sensibles Gespür dafür, wenn etwas nicht in Ordnung ist und ihre Eltern gestresst und traurig sind. Ohne genaue Informationen können sie nur ihre Fantasie spielen lassen und eigene Interpretationen entwickeln. Dies kann sie verunsichern, isolieren und beunruhigen. Deshalb ist es unerlässlich, offen und ehrlich mit ihnen zu sprechen, auch wenn es für die Eltern eine große Herausforderung ist.

Offene Gespräche mit dem Geschwisterkind

Informiere dein Kind altersgerecht über die Situation des kranken Geschwisterkindes und erkläre ihm, warum du oft traurig und gestresst bist. Sprich offen über deine Gefühle und Ängste. Frag nach, was es wissen möchte bzw. was es fühlt und denkt. Offene und ehrliche Gespräche vermitteln Stabilität, Vertrauen, Sicherheit und Geborgenheit und helfen dabei, Ängste und Sorgen abzubauen, Wünsche und Bedürfnisse anzusprechen und gemeinsame Lösungen zu finden.

Gefühle und Ängste, die Geschwisterkinder erleben können

- Angst, dieselbe Erkrankung bzw. Verletzung zu erleiden
- Schuldgefühle und Angst, die Erkrankung oder Verletzung verursacht zu haben (aktiv oder gedanklich)
- Neid und Eifersucht, da das kranke Kind mehr Aufmerksamkeit bekommt
- Hin- und Hergerissensein zwischen eigenen Bedürfnissen und Rücksicht auf die Familie bzw. das erkrankte Geschwisterkind
- Wut auf die Eltern, das kranke Kind, sich selbst und die ganze Situation
- Frustration, auf vieles verzichten zu müssen und gewisse Dinge nicht machen zu können
- Ärger über zusätzliche Aufgaben im Familienverbund und dadurch weniger Zeit für eigenes
- Angst um das Überleben des Geschwisterkindes und vor der Auseinandersetzung mit dem Tod

Diese Gefühle werden häufig über verschiedene Verhaltensweisen gezeigt und kanalisiert, wie z. B. Albträume, Wutattacken, Essstörungen, Schlafstörungen, regressives Verhalten (z. B. einnässen, Babysprache), Rückzug von der Familie und von Freunden oder Schulprobleme.

Studien zufolge haben diese Erfahrungen aber auch positive Effekte auf Geschwisterkinder. Sie lernen und entwickeln viel früher zahlreiche Skills, wie z. B.:

- Positive Bewältigungsstrategien
- Umgang mit Stress und Frustration
- Hilfsbereitschaft
- Sensibilität
- Verantwortungsgefühl
- Mehr Toleranz, Mitgefühl und Verständnis bezüglich Vorurteilen
- Veränderung von Prioritäten
- Bedürfnisbefriedigung auf unterschiedliche Art und Weise
- Reflexionsfähigkeit
- Unabhängigkeit

Bruderliebe

Jan ist von Geburt an im Krankenhaus und wird noch längere Zeit die Versorgung und Betreuung auf der PICU benötigen. Seine Mutter ist immer an seiner Seite, sein Vater kommt regelmäßig zu Besuch, sein großer Bruder Emil darf ihn hin und wieder besuchen. Er spielt dann viel mit seinem Bruder. In dieser Zeit baut er eine gute Beziehung zu ihm auf und freut sich schon darauf, wenn er endlich nach Hause kommt. Durch die Besuche auf der Station hat er sich ein Bild davon machen können, wo seine Familie sich aufhält, wenn er nicht dabei sein darf und was sein kleiner Bruder und seine Eltern tagtäglich erleben. So kann er später auch an ihren Erinnerungen teilhaben.

SELBSTFÜRSORGE

Zur Erinnerung: Nur wer gut auf sich selbst achtet und für sich sorgt, kann seinem Kind eine Unterstützung sein. (Viele weitere Informationen zur Selbstfürsorge finden sich im Kapitel *Bedürfnisse der Eltern,* siehe S. 68.)

"Dienstfrei"

Maxi ist bereits seit einigen Wochen auf der PICU und wird voraussichtlich noch einige Wochen hierbleiben müssen. Sein Genesungsprozess bringt viele Rückschritte mit sich, seine Eltern sind täglich an seiner Seite. Mittlerweile pflegen sie ihn auch schon selbstständig, sie waschen oder baden ihn am Vormittag, versorgen seine Trachealkanüle, beschäftigen ihn tagsüber, bringen ihn abends ins Bett und sind bei ihm, bis er einschläft. Es hat sich eine relativ angenehme Routine für alle drei und auch für das PICU-Team eingestellt. Doch was das PICU-Team ganz besonders schätzt und unterstützt, ist der „dienstfreie Abend“, den Maxis Eltern begonnen haben. Einmal in der Woche verlassen sie die PICU früher und verbringen den Abend außerhalb des Krankenhausgeländes. Sie rufen einmal kurz an, um nachzufragen, ob Maxi bereits schläft, und genießen ihren Abend – ob im Restaurant, im Kino, im Theater, mit der Familie oder mit Freunden.

PARTNERSCHAFT

Furcht, Schmerz und Frustration wegen einer lebensbedrohlichen Erkrankung in der Familie können die Freude überschatten, die ein Leben mit Kindern mit sich bringt. Viele Ängste, Sorgen und Bedenken kommen in dieser Zeit hoch und können den Alltag erschweren. Die familiären Prioritäten verändern sich zwangsläufig, auf viele wichtige Dinge kann man nicht mehr achten, für vieles bleibt zu wenig Zeit. Zu wissen, dass diese intensive Zeit auch großen Einfluss auf die partnerschaftliche Beziehung hat, ändert zwar meist nichts an den Problemen, nimmt in der Wahrnehmung aber eventuell etwas den Druck heraus.

Durch all die Belastungen in einer solchen Ausnahmesituation kann es vorkommen, dass die partnerschaftliche Beziehung zwischen den Eltern angespannt oder erschüttert wird. Da beide Partner unter enormem Druck stehen, führen schon kleine, sonst unbeachtete Dinge zu intensiven Gefühlen oder Streitigkeiten, ohne triftigen Grund kommt es zu Diskussionen.

Die einen fühlen sich allein gelassen, die anderen missverstanden oder nicht adäquat unterstützt. Auch hier ist es wichtig und hilfreich, gemeinsam über Ängste, Sorgen, Belastungen und Bedürfnisse zu sprechen. Sich der vielen belastenden Faktoren, die durch Stress und Angst ausgelöst werden, bewusst zu sein, kann das Verständnis für den Partner fördern und den Umgang und die Kommunikation erleichtern. Zusätzlich ist es hilfreich, sich (professionelle) Hilfe von außen zu holen, um Missverständnisse, Bedürfnisse und Kommunikationsschwierigkeiten früh genug klären zu können.

Mögliche Gründe für Stress in der Partnerschaft

- Manche Elternteile fühlen sich mit der Verantwortung der Betreuung ihres kranken Kindes überfordert.
- Manche Elternteile fühlen sich isoliert oder zu weit weg von ihrem kranken Kind, da sie arbeiten müssen, um weiter Geld zu verdienen.
- Manche Elternteile können ihre Gefühle und Gedanken nicht teilen. Dies führt zu Missverständnissen aufgrund falscher Annahmen und Interpretationen.
- Manche Elternteile haben das Gefühl, der andere Elternteil bevorzuge das kranke Kind oder konzentriere sich umgekehrt nur mehr auf das gesunde Kind.
- Manche Elternteile äußern Vorwürfe und Kritik, statt auf Zusammenhalt und gegenseitiges Verständnis zu achten.
- Manche Elternteile können sich nicht auf das kranke Kind und die Familie konzentrieren, weil alte Probleme (wieder) auftauchen und zu viel Aufmerksamkeit fordern.
- Manche Elternteile legen den Fokus auf die negativen Auswirkungen und Belastungen durch die Krankheit, anstatt für schöne, wertvolle gemeinsame Momente zu sorgen.
- Manche Elternteile leiden unter der fehlenden Zeit für ihren und mit ihrem Partner.
- Manche Elternteile verstehen die Bewältigungsstrategien des jeweils anderen nicht.
- Manche Elternteile sind unterschiedlicher Meinung, wie mit schwierigen Situationen umgegangen werden soll.

Gemeinsam erlebte und miteinander bewältigte Ausnahme- oder Krisensituationen können eine Partnerschaft aber auch stärken. Manche Paare wachsen noch mehr zusammen, wenn sie wissen, dass sie sich aufeinander verlassen, einander vertrauen und offen miteinander kommunizieren können.

Stärken in der Partnerschaft

Sich auf die Stärken des Partners und auch auf die eigenen zu konzentrieren, kann helfen, die Ausnahmesituation auf der PICU gemeinsam zu meistern und gestärkt daraus hervorzugehen.

FAMILIENLEBEN

Wie kann man als Familie mit all den Veränderungen, Bedürfnissen, Erwartungen und der Ungewissheit der Situation, die ein kritisch krankes Kind auf der PICU mit sich bringt, umgehen? Wie kann man weiter zusammenhalten? Dies sind berechtigte und schwierige Fragen, auf die jede Familie ihre eigenen Antworten finden muss. Trotz all der Hürden und Herausforderungen, die diese intensive Zeit mit sich bringt, schaffen es die meisten Familien, einen Weg zu finden und gestärkt gemeinsam ihren Weg weiterzugehen.

Tipps für ein gutes Familienleben trotz Ausnahmesituation

- Klare, offene, ehrliche und achtsame Gespräche miteinander führen; alle Familienmitglieder sollen über ihre Gefühle, Sorgen und Bedürfnisse sprechen dürfen und gehört werden
- Entscheidungen über die Therapie gemeinsam treffen und alle Informationen miteinander teilen
- Die persönliche Entwicklung aller Familienmitglieder fördern
- Emotionale Ausbrüche von Familienmitgliedern nicht persönlich nehmen (Stress verursacht viele verschiedene Reaktionen und Verhaltensweisen)
- Hilfe anbieten und auch annehmen
- Alltägliche Tätigkeiten und Ablenkungen zulassen, wenn dies möglich ist
- Humor, Spaß und Freude zulassen
- Selbsthilfegruppen und professionelle Hilfen zur Unterstützung in Anspruch nehmen

UMFELD, VERWANDTSCHAFT, FREUNDE UND KOLLEGEN

Inmitten all der persönlichen und familiären Herausforderungen wird man mit der Zeit realisieren, dass auch das Umfeld durch diese Ausnahmesituation beeinflusst wird. Verwandte, Freunde, Nachbarn und Arbeitskollegen haben vom Schicksal gehört und reagieren unterschiedlich darauf – von hilfreicher Unterstützung bis zu überfordertem „Untertauchen“, je nach persönlicher Situation. Im günstigsten Fall melden sich Verwandte und Freunde und bieten direkt Hilfe an.

Es gibt viele Gründe, warum nahestehende Menschen nicht „richtig“ für einen da sein können. Bei manchen Angehörigen, Bekannten oder Freunden hat man das Gefühl, sie sind distanzierter und kühler als sonst. Dies ist schwer zu verstehen in einer Situation, in der man erwartet, dass Familie und Freunde gerade jetzt helfen.

Zu wenig Unterstützung?

Gründe, warum manche Verwandte und Freunde nicht „richtig“ helfen können:

- Manche würden gerne helfen, wissen jedoch nicht wie.
- Manche wollen keine zusätzliche Belastung darstellen oder nicht aufdringlich sein. Sie warten diskret, bis sie um Hilfe gebeten werden.
- Manche haben Bedenken, zu stören und rechnen damit, dass man sich bei Bedarf bei ihnen meldet.
- Manche haben Angst, etwas Falsches zu sagen und damit negative Gefühle auszulösen.
- Manche sind überfordert und schockiert, fühlen sich wie betäubt und benötigen etwas Zeit, um mit der Situation umgehen zu können. Sie ziehen sich zunächst zurück.

Offenheit, Ehrlichkeit und eine klare Kommunikation können in schwierigen Situationen helfen, Brücken zu bauen und eine Distanz zu verringern, die aus unterschiedlichsten Gründen entstanden ist.

Die betroffenen Eltern dürfen entscheiden, wen sie nah an sich heranlassen, wer Hilfe und Stütze sein kann und soll. Manche, von denen man sich Unterstützung erhofft hätte, können diese nicht bieten, hingegen kommt Halt und Beistand von Menschen oder aus Bereichen, von denen man es nicht erwartet hätte.

Die Bedürfnisse in schwierigen Situationen sind sehr unterschiedlich: Vielleicht möchte man mit jemandem über die aktuelle Situation sprechen, aber niemandem zur Last fallen. Man bräuchte zwar dringend Hilfe und Unterstützung, will aber keine zu große Aufmerksamkeit bekommen. Vielleicht ist man einfach zu erschöpft und möchte die Geschichte nicht immer und immer wieder erzählen müssen.

Wenn du Hilfe und Unterstützung aus deinem Umfeld brauchst und/oder um Hilfe bittest, sprich klar über deine Gefühle und Bedürfnisse. Hör auf dein Bauchgefühl und sei offen für positive Überraschungen!

Wenn Familienmitglieder, Freunde oder Bekannte Informationen über den Krankheitsverlauf oder die Therapie(-möglichkeiten) haben möchten und man sich aufgrund der wiederholten Gespräche darüber schon erschöpft fühlt, kann man die Aufgabe der Informationsweitergabe an eine Vertrauensperson abgeben. Man hält diese Person über Veränderungen und neue Informationen am Laufenden und alle können sich an sie wenden. Das ist eine Möglichkeit, etwas Druck und Verantwortung abzugeben.

Es ist ein großes Problem, wenn Menschen aus dem Umfeld unerwünschte Vorschläge machen, Entscheidungen über Therapien hinterfragen oder in anderer Hinsicht belastend sind. Auch wenn meist eine positive Absicht dahintersteckt, kann niemand die Situation anderer wirklich einschätzen. Wenn dies zu einem Problem wird, sollte man es sofort ansprechen!

Umgang mit Kritik

Wenn du auf Entscheidungen angesprochen wirst und dir das nicht guttut oder du es als Kritik empfindest, sprich offen und klar aus, dass ihr als Eltern gemeinsam mit dem behandelnden Team diese und jene Entscheidungen getroffen habt, weil es nach derzeitigem Stand die beste Lösung für euer Kind ist. Weiters kannst du sagen, dass Vorschläge zu möglichen Behandlungen zwar gut gemeint, aber derzeit nicht erwünscht sind. Hör auf dein Bauchgefühl und setz Grenzen, wenn du das brauchst. Du darfst jederzeit deine Bedürfnisse äußern.

Eltern haben manchmal unterschiedliche Ansichten darüber, inwieweit sie Familienmitglieder, Verwandte und enge Freunde involvieren möchten, wie viel und wie gut sie glauben, dass diese helfen können und darüber, was sie als Eltern selbst schaffen können oder wollen. Dies birgt natürlich Konfliktpotenzial.

Familienmitglieder, Verwandte und enge Freunde können eine große emotionale Stütze sein, wenn Eltern überfordert sind. Sie können eine große Hilfe für die Geschwisterkinder sein, in einer Zeit, in der sich die Eltern auf ihr kritisch krankes Kind konzentrieren. Mit der Versorgung der Geschwisterkinder und dem Haushalt können sie die Eltern entlasten, damit sie auch Zeit haben, sich körperlich und emotional zu erholen. Manche Helfer sehen auch – mit ihrem guten Willen und aus ihrer Perspektive – Dinge, die die Eltern nicht unbedingt erkennen. Wenn man das anerkennt, fällt es vielleicht leichter, manche Vorschläge und Tipps nicht als „Einmischen" zu empfinden, sondern als gutgemeinte Unterstützung.

Es kann für Eltern äußerst frustrierend sein, wenn Angehörige versuchen, zu helfen, aber die Bedürfnisse nicht verstehen oder falsch interpretieren. Für die Eltern ist dies dann mehr Belastung als Unterstützung, sie haben das Gefühl, erst recht alles selbst machen zu müssen oder sie fühlen sich in ihrer Privatsphäre gestört. Ruhige, taktvolle und offene Kommunikation kann hier hilfreich sein, Möglichkeiten und Grenzen klar aufzuzeigen und Verständnis zu schaffen.

Ein guter Kontakt zur Schule und zu Freunden des kranken Kindes kann zusätzlich hilfreich sein. Auch Lehrer, Schulkollegen und Freunde sind verunsichert und schockiert durch die Ausnahmesituation und benötigen Informationen, um damit umgehen zu können. Außerdem können sie eine emotionale Stütze für die Eltern und das Kind sein, wenn sie z. B. Briefe, Bilder und Grüße schicken oder Collagen basteln. Zu wissen, dass andere Menschen an einen denken und positive Energie schicken, ebenfalls hoffen und eventuell ein Gebet für einen sprechen oder eine Kerze anzünden, vermittelt auf jeden Fall ein wertvolles und stützendes Gefühl.

BEWÄLTIGUNGSSTRATEGIEN UND UMGANG MIT BELASTUNGEN

Ein kritisch krankes Kind auf der PICU zu haben, ist sehr anstrengend, es fühlt sich an, als laufe man einen Marathon. Man sollte unbedingt einen Weg finden, sich seine Energien gut einzuteilen und emotionale und körperliche Reserven für die nächste Zeit bilden. Es gibt unzählige Strategien, die bei der Bewältigung von schwierigen Ausnahmesituationen und Belastungen helfen können. Es ist gut, wenn man auf bereits Bekanntes zurückgreift, man sollte aber auch offen sein für Neues und Unbekanntes. Man kann sich aus der folgenden Auswahl herausnehmen, was sich gut und hilfreich anfühlt.

Ressourcen finden in der Zeit auf der PICU

So kann man in der kräfteraubenden Zeit auf der PICU für sich selbst sorgen:

- ◯ Nähe zulassen und genießen
- ◯ Sich mit anderen Betroffenen austauschen
- ◯ Wartezeiten gut überbrücken (Wartezeiten in Wertvollzeiten umwandeln)
- ◯ Lachen und Humor zulassen
- ◯ Aktiv Erinnerungen schaffen
- ◯ Arbeitszeit reduzieren?
- ◯ Alltagshilfen annehmen
- ◯ Körperlicher Ausgleich und Sport
- ◯ Mentale Techniken und Entspannung
- ◯ Aktiv Familienleben gestalten
- ◯ Professionelle Beratung und Begleitung in Anspruch nehmen
- ◯ Sich mit Spiritualität auseinandersetzen
- ◯ Was tut dir sonst noch gut?

NÄHE ZUM KIND

Um die Anpassung an diese schwierige Ausnahmesituation zu erleichtern, hilft es, den Kontakt zum Kind zu fördern. Sich bei der Pflege und kleinen Tätigkeiten einzubringen, kann auch sehr helfen, weitere Bewältigungsmechanismen zu aktivieren und Kraft für diese intensive Zeit zu tanken. Und bitte viel kuscheln! Auch wenn es für manche undenkbar erscheint, ein intubiertes Kind mit unzähligen Zugängen und Drainagen an lebenserhaltenden Maschinen in den Arm zu nehmen – es ist möglich! Dies schenkt sowohl dem Kind als auch den Eltern viel Freude und Kraft.

Es ist ein unbeschreibliches Gefühl, wenn du nach Tagen oder Wochen des Wartens und des Schwankens zwischen Hoffnung und Angst dein Kind – möglicherweise sogar zum ersten Mal – im Arm halten kannst! Auch für das Pflegepersonal ist das wunderschön!

Je nach Besuchsregelungen und Stationsvorgaben sollten auch Geschwister und Großeltern oder andere wichtige Bezugspersonen die Möglichkeit erhalten, das kranke Kind zu besuchen. Abhängig von Alter, Erkrankung und Situation kann es den Genesungsprozess positiv beeinflussen, die Unterstützung von Angehörigen zu erhalten. Umgekehrt ist es für die Geschwisterkinder zu Hause schwierig, sich vorzustellen, was genau im Krankenhaus mit dem kranken Kind passiert. Wenn sie auf Augenhöhe begleitet werden, kann ein Besuch auf der Kinderintensivstation sehr schöne und wertvolle Momente für sie bieten. Eltern können diese und andere Erinnerungen mit Angehörigen sammeln, was den entlastenden Austausch mit ihnen über diese Situation fördert.

Kuschelzeit

Adil wird per Kaiserschnitt zur Welt gebracht, da er eine schwere angeborene Fehlbildung hat. Sein Vater kommt kurz nach der Geburt zu uns auf die PICU und lernt seinen Sohn kennen. Seine Mutter wird kurze Zeit später im Bett liegend zu Adil gebracht. Sie kann ihn kaum sehen und berühren, da sie sich nach dem Kaiserschnitt fast nicht bewegen kann und

Adil an Kabeln und Schläuchen angehängt im Wärmebett liegt. Sie streichelt seine Finger und seine Zehen.

Sie verbringen täglich viele Stunden an seinem Bett und bestehen gemeinsam alle Eingriffe, Untersuchungen und Operationen. Auch einige Rückschritte müssen sie wegstecken. Sie massieren seine kleinen Händchen und Füßchen und bauen so eine innige Verbindung zu ihm auf. Als ich sie eines Tages frage, ob sie mit ihm kuscheln möchten, sehen mich beide erstaunt an. Wir sortieren gemeinsam alle Kabel und Schläuche, lagern Adil perfekt, positionieren die Geräte optimal und holen uns kurz vor „dem Moment" noch eine zusätzliche Hand, die hilft. Dann darf Adil das allererste Mal im Arm seiner Mutter kuscheln. Er ist sehr entspannt, genau wie sie auch. Diesen Moment werden seine Eltern nie wieder vergessen.

WARTEZEITEN GUT ÜBERBRÜCKEN

Wartezeiten sind mitunter eine lästige Sache. Aber man kann sie auch nutzen und in wertvolle Zeit umwandeln! Denn man kann sich Unterstützung und Ablenkung von lieben Menschen aus dem Umfeld holen. Wichtig ist, das zu tun, was einem wirklich guttut.

Wartezeiten in Wertvollzeiten umwandeln

- ◯ Familienmitglieder oder Freunde um Ablenkung bitten
- ◯ Sich richtig ausrasten oder sogar schlafen legen
- ◯ Etwas lesen
- ◯ Mit einem Freund gemeinsam spazieren, einkaufen oder essen gehen
- ◯ Die hauseigene Kapelle besuchen
- ◯ Eine Kerze anzünden
- ◯ Unterstützung von psychologischer Begleitung in Anspruch nehmen
- ◯ Das hilft auch: ______________________

AKTIV ERINNERUNGEN SCHAFFEN

Es ist sehr hilfreich für die langfristige Verarbeitung des Intensivaufenthaltes, wenn man ganz aktiv für sich, das Kind und die Familie Erinnerungen an diese Zeit schafft. Man sollte Fotos machen, auch wenn sich dies anfangs etwas komisch anfühlt. Mit diesen Bildern kann man nach dem Aufenthalt die Erfahrungen und Erlebnisse gemeinsam mit dem Kind besprechen und verarbeiten. Auch für sich selbst kann es hilfreich sein, die Bilder mit etwas Abstand anzusehen. Oft wird einem dann erst bewusst, was bereits alles geschafft und überstanden ist. Aus der Distanz werden zunächst kaum spürbare Fortschritte erst so richtig sichtbar. Es kann später auch einfach guttun, schöne und lustige Momente, die während dieser Ausnahmezeit erlebt wurden, noch einmal aufleben zu lassen.

Das Niederschreiben und Festhalten von Gedanken, Gefühlen und Erlebnissen in einem Tagebuch kann helfen, diese zu ordnen und vielleicht auch leichter loslassen zu können. Durch die Fülle an Eindrücken, die während eines Intensivtages auf einen einwirken, ist man sehr gefordert und kann sich häufig im Rückblick an viele Dinge gar nicht mehr erinnern.

Auf manchen Kinderintensivstationen wird bei längeren Aufenthalten oder schweren Erkrankungen bzw. Verletzungen immer häufiger ein „Intensivtagebuch" vom Behandlungsteam für das Kind geführt. Darin werden tägliche Abläufe, Handlungen, Fortschritte und auch besondere Momente festgehalten. Studien belegen, dass dies bei der Verarbeitung der Erlebnisse eines PICU-Aufenthaltes sehr hilfreich sein kann.

Deine eigenen Notizen

Intensivtagebuch

Justin kommt nach erfolgreicher Reanimation zu uns auf die PICU. Er stabilisiert sich in kleinen Schritten, doch die Prognosen für eine vollständige Genesung sind schlecht. Er hat massiven Sauerstoffmangel erlitten und wird mit großen Einschränkungen leben müssen. Seine Eltern kommen täglich zu Besuch und verbringen viel Zeit mit ihm. Um die Verarbeitung dieser intensiven Zeit zu unterstützen und Erinnerungen zu schaffen, beginnt das PICU-Team sehr bald, ein Intensivtagebuch für Justin zu führen. Es werden täglich sehr unterschiedliche, bunte, kreative, witzige und besondere Seiten gestaltet, um seine Zeit auf der PICU zu dokumentieren und seine Fortschritte festzuhalten. Am Entlassungstag wird dieses mittlerweile sehr umfangreiche Buch seiner Mutter übergeben, die es überrascht und gerührt entgegennimmt.

Während des Reha-Aufenthalts nimmt sie sich immer wieder Zeit, um es durchzublättern und sich an die PICU zu erinnern, mit all ihren schweren, intensiven, schönen und auch lustigen Momenten. Noch lange Zeit nach dem Aufenthalt liest sie immer wieder in diesem Buch, es hat einen ganz besonderen Platz in Justins Zimmer und in ihrem Herzen.

HUMOR

Die PICU ist nicht nur ein kummervoller Ort. Es ist wichtig, in einer so intensiven, aufwühlenden und kräfteraubenden Zeit auch Spaß, Lachen und Humor zuzulassen. Denn Humor ist eine sehr hilfreiche Ressource als Ausgleich sowie zum Auftanken und kann helfen, Spannungen abzubauen. Ob mithilfe der CliniClowns, einer entspannten Auszeit mit Freunden, zu Hause oder in lustigen Momenten auf der PICU – Spaß und Freude zuzulassen, ist in Ordnung und wichtig. Es gibt viele belastende und traurige Momente, aber es gibt auch viele Augenblicke, die Freude bereiten, ein Lächeln auf die Lippen zaubern, ein herzhaftes Lachen erklingen lassen oder einen Lachanfall auslösen, der vielleicht die Schleusen der Tränen öffnet und Erleichterung bringt.

Spaß auf der PICU

Ja, auch auf der PICU darf gelacht werden! Und das ist gut so.

PROFESSIONELLE BERATUNG UND BEGLEITUNG

Der hohe Stellenwert von professioneller Beratung und Begleitung wurde in den vorangegangenen Kapiteln bereits mehrfach angesprochen. Wenn man im Laufe des Intensivaufenthaltes (oder auch in der Zeit danach) das Gefühl hat, die Belastungen und Probleme werden allzu groß oder schwer zu lösen, sollte man sich unbedingt professionelle Hilfe und Unterstützung holen. Es hilft wirklich, mit Personen zu reden, die einen über Reaktionen und Gefühle, die in solchen Situationen normal sind, informieren und die einem nützliche Methoden und Strategien vermitteln können. Sie können aber auch helfen, sich bereits bestehende eigene Strategien und Ressourcen bewusst zu machen und diese zu aktivieren.

Wenn man Unterstützung in organisatorischen und bürokratischen Belangen benötigt, kann man mit einem Sozialarbeiter des Krankenhauses sprechen, z. B. für Informationen und Assistenz bei etwaigen Anträgen. Hier erhält man auch Aufklärung über finanzielle Unterstützungen, denn auch finanzielle Belastungen durch entgangenes Gehalt oder zusätzliche Kosten und Ausgaben dürfen nicht außer Acht gelassen werden. Anlaufstellen und Adressen dazu finden sich ebenfalls auf meiner Website.

AUSTAUSCH MIT ANDEREN BETROFFENEN ELTERN

Es kann sehr wertvoll sein, sich mit Eltern auszutauschen, die bereits ähnliche Erfahrungen gemacht haben. Sie können hilfreiche Kenntnisse teilen und wertvolle Tipps geben. Außerdem fühlt man sich von Gleichgesinnten verstanden und eventuell nicht mehr allein mit seinem Schicksal. Kontakt zu anderen Betroffenen kann möglicherweise über das Krankenhaus hergestellt werden oder auch über eine Suche nach Selbsthilfegruppen im Internet.

ALLTAGSHILFEN

Je schwerwiegender die Erkrankung oder Verletzung des Kindes ist bzw. je länger der Krankenhausaufenthalt dauert, desto wichtiger ist es, Unterstützung von außen anzunehmen. Dies kann sehr schwierig sein für Menschen oder Familien, die normalerweise ihr Leben sehr unabhängig führen. Und doch ist die Annahme von Hilfe bisweilen notwendig, um mit der Überforderung klarzukommen und diese Herausforderung als Familie psychisch und physisch zu überstehen und möglichst daran zu wachsen. Familienangehörige und Freunde sind häufig sehr froh, wenn sie in einer solchen Ausnahmesituation unterstützend und entlastend zur Hand gehen können.

Es gibt auch verschiedene Vereine und Organisationen, die während einem Krankenhausaufenthalt alltägliche Arbeiten und Aufgaben übernehmen können, wie z. B. Hilfe im Haushalt oder Betreuung der gesunden Kinder. Anlaufstellen und Adressen finden sich auf meiner Website.

Hilfe im Alltag

Überlege dir, was dir im Alltag am meisten helfen könnte und sag klar und deutlich, wobei du Hilfe benötigst und womit dir am meisten geholfen ist.

ARBEITSVERHÄLTNIS

Wenn ein Kind längere Zeit auf der PICU bleiben muss, sollte man unbedingt möglichst rasch mit seinem Arbeitgeber sprechen und ihm die Situation erklären. Die meisten haben Verständnis für eine Notlage und sind an einer konstruktiven Lösung interessiert.

Manchmal muss man den Job „aufgeben“ oder seine Arbeitszeit reduzieren, um die Zeit beim kritisch kranken Kind verbringen zu können. Heutzutage gibt es verschiedene Modelle, die Arbeitnehmer in Krisen- und Ausnahmesituationen unterstützen. Manche Arbeitgeber bieten an, den betroffenen Mitarbeiter zu karenzieren oder zu beurlauben, erlauben Stundenreduktionen oder treffen andere entgegenkommende Vereinbarungen. Es gibt sogar Modelle, dass

Urlaubstage unter Mitarbeitern verschenkt werden können. Als Arbeitnehmer hat man außerdem die Möglichkeit, zum Zweck der Begleitung des schwerstkranken Kindes Hospizteilzeit oder Hospizkarenz in Anspruch zu nehmen.

Genauere Informationen zu aktuellen Auflagen und Vorgaben bezüglich Pflegefreistellung, Pflegekarenz, Hospizkarenz, mögliche Entgeltfortzahlung und finanzieller Unterstützung erfragt man beim Arbeitgeber, einem Sozialarbeiter im Krankenhaus oder auch online. Hilfreiche Links und Informationsseiten dazu finden sich auch auf meiner Website.

AUSGLEICH UND STRESSABBAU

In schwierigen Ausnahmesituationen reagiert der Körper mit Stresssymptomen. Mithilfe von körperlichen und mentalen Techniken und komplementären Methoden kann man seinen Körper beim Abbau des überschüssigen Adrenalins unterstützen und für Erholung und Entspannung sorgen. Es ist eine sehr persönliche Entscheidung, welche Art von Ausgleich einem am besten hilft.

Möglichkeiten für Ausgleich und Stressabbau in der Zeit auf der PICU

- ○ Kurz aus dem Zimmer gehen und in Ruhe durchatmen
- ○ Bewegung und Sport (auch ganz kurz zwischendurch)
- ○ Musik
- ○ Körperliche Techniken (z. B. Yoga, Massage, Klopftechnik, Powernaps)
- ○ Mentale Techniken (z. B. Meditation, Achtsamkeitstraining, Imagination, Strömen)
- ○ Entspannungstechniken (z. B. Autogenes Training, Progressive Muskelentspannung, Atemübungen)
- ○ komplementäre Methoden (z. B. Akupunktur, Bachblüten, ätherische Öle, Heilsteine, Schüssler-Salze)
- ○ Das hilft auch: ____________________

____

Schau auf dich und achte immer wieder auf einen Ausgleich! Nimm dir regelmäßig ein wenig Zeit für dich. Was dich anspricht und für dich hilfreich ist, kannst nur du spüren und entscheiden. Hör auf dein Bauchgefühl und deine Intuition und mach, was dir guttut.

TAUFE DES KINDES

Auch wenn Religion und Glaube heutzutage zunehmend freier und unkonventioneller gelebt werden, ist es für viele betroffene Eltern sehr wichtig, ihr Neugeborenes oder ihren Säugling vor großen Eingriffen oder Operationen taufen zu lassen. Die Aufnahme in die christliche Gemeinschaft und die offizielle Namensgebung können ein Anker für sie sein und Sicherheit vermitteln. Natürlich ist eine Taufe auch auf einer PICU möglich. Je nach Situation und Zustand des Kindes kann diese sehr kurzfristig im engsten Rahmen abgehalten werden oder auch nach Vorbereitung mit weiteren Angehörigen.

Wenn du eine Taufe für dein Kind wünschst, sprich mit dem betreuenden Team darüber und frag, welche Möglichkeiten es gibt.

6 END-OF-LIFE-CARE, STERBEN UND TOD

VORBEREITUNGEN AUF DEN TOD DES EIGENEN KINDES

Du musst dieses Kapitel nicht lesen, wenn du nicht bereit dazu bist. Wenn sich der Zustand deines Kindes dramatisch verschlechtern sollte oder es im Sterben liegt, kannst du darauf zurückgreifen und dir die notwendigen Informationen holen, die du für das Wohl deines Kindes und für dich selbst benötigst.

Sich mit der Tatsache auseinanderzusetzen, dass das eigene Kind womöglich stirbt, ist die wohl schlimmste und schmerzhafteste Aufgabe, die Eltern gestellt bekommen können. Aber die rechtzeitige Auseinandersetzung mit der Möglichkeit des Todes ist sehr wichtig, auch wenn diese Situation vielleicht gar nicht eintritt. Sich auf das Schlimmste vorzubereiten, ist lohnend, wenn es verhindert, dass man seinem Schmerz ausgeliefert ist und nicht mehr reagieren kann.

Dieses Kapitel kann Eltern während einer lebensbedrohlichen Erkrankung des Kindes begleiten. Es kann sie in ihrer größten Not stärken, indem es Möglichkeiten aufzeigt, mit schwierigsten Situationen umzugehen und so gut es eben geht auf einen möglichen Tod des Kindes vorbereiten.

Viele verwaiste Eltern berichten, sie hätten sich Informationen dieser Art, auch wenn sie schmerzen und unvorstellbar sind, vor dem Tod ihres Kindes gewünscht. Vor allem die körperlichen Veränderungen des Kindes waren für sie – unvorbereitet – schlimm mitanzusehen und mitzuerleben. Wenn man sich frühzeitig mit Fragen hinsichtlich der letzten Therapiemöglichkeiten und Entscheidungswege beschäftigt, ist man im schlimmsten Fall, wenn wichtige Entscheidungssituationen eintreten sollten, nicht mit Fragen und Gefühlen konfrontiert, die völlig fremd sind, einen komplett erschüttern und nicht mehr klar denken lassen.

Vorbereitungen auf den Tod des eigenen Kindes schmerzen in höchstem Maße und bringen unermessliche Ängste mit sich – davor, sein Kind aufzugeben und keine Hoffnung mehr zu haben. Gespräche und Gedanken über einen möglichen Tod des Kindes führen jedoch nicht zum Tod, sondern helfen den Eltern, falls der schlimmste Fall eintreten sollte, nicht völlig unvorbereitet zu sein und später „Unerledigtes" zu bereuen. Die Auseinandersetzung stärkt einen und hilft, gerüstet zu sein, sie erleichtert die Kontrolle über die Situation und macht handlungsfähig.

Eine betroffene Mutter sagte es mit diesen Worten: „Als die Heilung meiner Tochter unmöglich wurde, wusste ich, ich wollte mich – so gut es ging – vorbereiten. Ich habe mich bereits auf ihre Geburt gut vorbereitet und ich habe beschlossen, es als Privileg anzusehen, dass ich die Möglichkeit habe, mich auf ihren Tod vorzubereiten."

Getragen sein

Coco wird bereits seit vielen Monaten stationär auf der PICU versorgt. Sein Zustand ist grundsätzlich stabil, er hat jedoch immer wieder mit größeren Rückschlägen zu kämpfen und seine Eltern sind sich bewusst, dass seine Chancen, seine angeborene Fehlbildung zu überleben und gesund nach Hause zu kommen, täglich geringer werden. Sie suchen Hilfe und Unterstützung bei einer Psychologin, die in pädiatrischer Palliativbetreuung erfahren ist. Mit ihr besprechen sie ihre Ängste und Sorgen. Sie setzen sich gemeinsam mit dem schwierigen Thema Tod auseinander und erarbeiten Strategien und Wege, mit dieser Situation umzugehen. Als Coco instabil wird und sein Tod unabwendbar ist, können seine Eltern – trotz ihrer intensiven Emotionen – ganz klar sagen und einfordern, was sie in dieser Situation brauchen und wollen. Sie können auf einen selbst erarbeiteten Wissensschatz zurückgreifen und ihre letzten Momente mit ihrem Sohn so gestalten, wie es für sie passt. Sie haben auch die Menschen an ihrer Seite, die ihnen Hilfe und Stütze sind und die sie in diesem Augenblick dabeihaben wollen. Gemeinsam bringen wir Coco in den Verabschiedungsraum. Seine Mutter kann mit Coco auf dem Arm die Station verlassen, wie sie sich das gewünscht hat: „Ich wollte immer, dass wir gemeinsam aus der Station hinausgehen."

ETHIK

Ethik behandelt Fragen nach „Gut und Böse" oder nach „Richtig oder Falsch". Ethik fragt also nach den Werten, die Entscheidungen, Haltungen und Handlungen zugrunde liegen. Solche Werte sind Richtlinien, die in der Gesellschaft allgemein anerkannt sind. Wer nach ethischen Grundsätzen handelt, versucht, moralisch korrekt zu agieren und bewusst darauf zu achten, welche Werte durch Entscheidungen betroffen sind.

Prinzipien der Medizinethik

Das behandelnde Team muss nach den Prinzipien der Medizinethik handeln. Die folgenden Prinzipien dienen (neben berufsspezifischen Kodizes) als Grundlage für ethische Begründungen von medizinischen Entscheidungen im Einzelfall:

- Prinzip der Autonomie
- Prinzip der Fürsorge
- Prinzip der Schadensvermeidung
- Prinzip der Gerechtigkeit
- Prinzip der Würde
- Prinzip der Verantwortung
- Dialog

Bei wichtigen medizinischen Entscheidungen gilt es immer zu fragen:

- Wozu ist man (medizinisch) verpflichtet?
- Was sollen wir (ethisch gesehen) tun?

Ein ethisches Dilemma ist eine Situation, in der einzelne Prinzipien, die einander ausschließen, gegeneinander abgewogen werden müssen. Welches Prinzip im Einzelfall gewichtiger ist, ist vom Patienten und von der Situation abhängig. Ethische Dilemmasituationen sind für alle sehr belastend.

Ein ethisches Dilemma liegt z. B. vor, wenn lebenserhaltende Maßnahmen das Leben eines unheilbar erkrankten Kindes erhalten, gleichzeitig aber sein Leiden verlängern. Hier gilt es abzuwägen, ob man primär das Leben erhalten oder Leiden lindern will. Die unterschiedlichen Handlungsweisen können auf verschiedene Art und Weise begründet werden. In Krankenhäusern gibt es Ethikkomitees, die auf Anfrage in schwierigen Situationen beraten können. Sie klären allgemeine wie auch individuelle Fragen.

Ethische Fragen

Mögliche Fragen von Ethikkomitees in Krankenhäusern können z. B. sein:

- Was ist gut bzw. richtig und was ist schlecht bzw. falsch?
- Was ist das Ziel, was ist gewollt?
- Welche Normen und Regeln gilt es zu beachten?
- Gibt es in diesem Fall besondere Bedingungen, die übliche Normen oder Regeln außer Kraft setzen könnten?
- Welche Folgen haben die verschiedenen Entscheidungsmöglichkeiten?

Ethik und Entscheidungen

Lebensverändernde Entscheidungen sind von großer Tragweite und betreffen meist Fragen der Ethik. Ethik ist ein großes Thema auf der PICU. Gerade hier stoßen medizinische Möglichkeiten auf ethische Grenzen und können dadurch ein ethisches Dilemma verursachen. Ethische Überlegungen und Entscheidungen können auch zu Differenzen führen zwischen dem behandelnden Team aus Ärzten und Pflegepersonen, zwischen dem Behandlungsteam und den Eltern, zwischen den Eltern und anderen Familienmitgliedern, aber auch zwischen beiden Elternteilen – was eine große Herausforderung ist. Wichtig ist im Fall einer Unstimmigkeit eine sachliche, fachliche und persönliche Aussprache. So kann miteinander eine Entscheidung zum möglichst besten Wohl des Kindes getroffen werden.

Niemand möchte sein Kind sterben lassen! Aber niemand möchte, dass sein Kind leiden muss. In einer solchen Situation können sich viele Fragen stellen.

Mögliche ethische Überlegungen für Situationen, die Entscheidungen erfordern

- Was ist der Wissensstand der verschiedenen Parteien?
- Welche Möglichkeiten und Wege gibt es überhaupt?
- Welche Bedenken bestehen?
- Welche Gefühle, Ängste und Sorgen sind damit verknüpft?
- Womit muss man rechnen?
- Wie sieht eine mögliche Zukunft aus?
- Wie steht es um die Lebensqualität des betroffenen Kindes bzw. der Familie?
- Wer kann im Fall bleibender körperlicher Schäden des Kindes im Alltag helfen und unterstützen?
- Muss alles, was medizinisch gemacht werden kann, auch durchgeführt werden?
- Was ist in diesem Fall wichtiger: Lebensqualität oder Lebensquantität? Das heißt, soll man Leben verlängern und damit vielleicht auch das Leiden oder „darf" das Kind an dieser Erkrankung/durch diese Verletzung versterben?

Die Frage „Was würden Sie an unserer Stelle machen?" wird von Ärzten meist ausweichend beantwortet, auch wenn sie eine eindeutige Meinung haben. Die gleiche Entscheidung kann für eine Familie richtig sein und für eine andere falsch. Ärzte wollen Eltern durch ihre persönliche Meinung nicht beeinflussen. Die meisten Eltern treffen in solchen Situationen gute ethische Entscheidungen. Das können sie aber nur, wenn sie alle nötigen Informationen erhalten und die Konsequenzen verstehen. Diese Informationen bereitzustellen und verständlich zu vermitteln, liegt in der Verantwortung des medizinischen Personals und der Fachleute.

Wenn du eine sehr schwierige Entscheidung treffen musst, fordere Gespräche und Informationen ein, informiere dich selbstständig im Internet und bei Betroffenen. Hol dir eine Zweitmeinung ein – über alles, was den aktuellen Zustand deines Kindes betrifft, aber auch den weiteren Weg.
Nur wenn du gut informiert bist, kannst du eine gute Entscheidung treffen!

Mit einer „guten Entscheidung" ist nicht „richtig oder falsch" gemeint! Eine eindeutige Lösung gibt es meist nicht! Eine „gute Entscheidung" bedeutet „gut" im Sinne des Kindes und der Familie passend und im weiteren Verlauf auch vertretbar und tragbar. Trifft man eine Entscheidung aufgrund fehlender oder falscher Informationen oder weil man sich dazu gedrängt fühlt, kann es sein, dass man lange damit hadert und immer wieder überlegt, ob man nicht doch einen anderen Weg einschlagen hätte sollen oder wollen.

Verschiedene Szenarien

Wenn du eine sehr schwierige Entscheidung treffen musst, überlege dir im Vorfeld verschiedene Szenarien, die möglicherweise eintreten könnten. Besprich mit allen Beteiligten, wie in jedem dieser Szenarien weiter verfahren würde. Geh dazu gedanklich einige Schritte in die Zukunft: Welche Hürden und Herausforderungen könnten durch die jeweilige Entscheidung entstehen?

Sei ehrlich zu dir selbst und sprich mit einer Vertrauensperson darüber. Lass „egoistische", vermeintlich „falsche" oder „schlechte" Gedanken zu und mach dir keine Vorwürfe. Alles, was dir jetzt durch den Kopf geht, ist menschlich und nachvollziehbar.

Überlegungen zu ethischen Entscheidungen sollten nur unter Beachtung der Konsequenzen für das tägliche Leben aller Betroffenen und Beteiligten geführt werden. Sie sollten individuell auf das betroffene Kind und seine Familie bezogen sein. Generalisierungen und Verallgemeinerungen haben hier keinen Platz. In der heutigen Medizin erfolgen Handlungen oft nach dem Grundsatz, was alles *möglich* ist und nicht, was *gut wäre.*

Es ist eine enorme Belastung und Herausforderung für die betroffenen Eltern, alle Aspekte einer wichtigen Entscheidung zu bedenken, besonders da die aktuelle Situation an sich schon sehr kräftezehrend ist. Doch nur wenn man weiß, worauf man sich einlässt und wohin die Reise geht, kann man gut entscheiden. Kaum jemand steigt in ein Flugzeug, ohne sich Gedanken darüber gemacht und Informationen eingeholt zu haben, was einen am Ziel erwartet.

Wenn du eine sehr schwierige Entscheidung treffen musst, denk daran, dass du diese fordernde Zeit nicht allein durchstehen musst und diese Entscheidung nicht allein treffen musst. Rede mit Menschen, denen du wirklich vertraust, die dich unterstützen und dir unvoreingenommen beistehen – aus der Familie oder dem Freundeskreis. Du kannst dich auch an Menschen wenden, die diesen Weg bereits gegangen sind. Oder nimm professionelle Hilfe, Beratung und Begleitung vom Krankenhaus, von medizinischem Fachpersonal oder geschulten Psychologen in Anspruch. Sammle auf jeden Fall so viele Informationen wie möglich und hör auf dein Bauchgefühl. Vertraue deinem Instinkt, dieser kann oft einen guten Weg weisen.

Ethik und Therapiemöglichkeiten

Viele Erkrankungen konnten früher nicht therapiert und behandelt werden und die betroffenen Kinder starben an den Folgen ihrer Krankheiten oder angeborenen Fehlbildungen. Man konnte sie lange nur begleiten und für Schmerzfreiheit und „Wohlbefinden" sorgen. Durch den enormen Fortschritt in Medizin und Technik können nun viele lebenswichtige Körperfunktionen von Maschinen übernommen werden, auch wenn die Erkrankung oder Fehlbildung nicht verhindert oder therapiert werden kann. Dadurch können z. B. Kinder, die nicht (mehr) oder nie selbstständig atmen können, mithilfe eines Tracheostomas und einer Beatmungsmaschine über- und weiterleben. Andere Kinder können nun mithilfe eines fixen Zugangs zum Magen (PEG-Sonde), teilweise mit speziell entwickelten Ersatznahrungen, ernährt werden.

Inwieweit lebensverlängernde Maßnahmen mit der Übernahme von Körperfunktionen dem betroffenen Kind Lebensqualität schenken oder ihm „nur" den Leidensweg verlängern, hängt von verschiedenen Faktoren ab. Wie bereits erwähnt, gibt es meist kein Richtig oder Falsch – es ist ein Abwägen aller Informationen und Gefühle. Neben medizinischen Faktoren spielen bei einer Entscheidung über lebensverlängernde Maßnahmen auch das eigene Umfeld, die persönliche Sichtweise und Einstellung zum Leben, die gegebenen Ressourcen und das Netz aus Familie und Freunden eine wichtige Rolle.

Sich Zeit lassen für wichtige Entscheidungen

Wenn du eine sehr schwierige Entscheidung treffen musst, lass dich nicht drängen! Informiere dich gut und wäge alle Möglichkeiten ab, sprich über deine Bedenken und Bedürfnisse und triff eine für dich tragbare und lebbare Entscheidung – mit deinem Partner – für dein Kind und auch für dich und deine Familie.

Ein Kind, das komplett gelähmt ist, von einer Beatmungsmaschine beatmet und über eine PEG-Sonde ernährt wird, das geistig gesund ist und Schmerzen empfinden kann – wie soll man hier entscheiden, ob dieses Leben „lebenswert“ ist und ob dieses Leben verlängert werden soll? Sowohl die komplette Nutzung und Inanspruchnahme der technischen Möglichkeiten wie auch das Absetzen der lebensverlängernden Maßnahmen (und somit der natürliche Tod) sind Entscheidungsmöglichkeiten. Sie stehen in starkem Kontrast zueinander, werden aber aktuell beide durchgeführt und gelebt. Wie können zwei so gegensätzliche Wege ethisch richtig sein? Und wie kann man im einzelnen Fall die „richtige“ Entscheidung für einen dieser Wege treffen?

Eine Entscheidung für oder gegen lebensverlängernde Maßnahmen muss mit der eigenen Betroffenheit, mit allen Wünschen und Hoffnungen für das Kind und seine Zukunft, mit der eigenen Unsicherheit und Angst und mit Blick auf die Zukunft der gesamten Familie getroffen werden.

Wenn du vor der Entscheidung für oder gegen lebensverlängernde Maßnahmen stehst, gehen dir viele Gedanken durch den Kopf: Du willst nur das Beste für dein Kind! Du hast dir schon eine Zukunft ausgemalt, hast Wünsche, Vorstellungen und Ideen für euer Familienleben. Du möchtest dein Kind bei dir haben, es auf keinen Fall verlieren, egal wie hoch der Preis ist. Doch wie hoch wird der Preis sein? Wird dein Kind leiden? Wird es trotz aller Einschränkungen sein Leben genießen können? Wie hoch wird der Einsatz deiner gesamten Familie sein – der Geschwister, der Eltern, der Großeltern? Wird deine Familie „leiden“?

Ethisch macht es keinen Unterschied, ob man eine Therapie nicht startet oder eine laufende Therapie stoppt. Es ist nicht so, dass man einen einmal gestarteten Prozess nicht mehr stoppen kann und dass man dazu verpflichtet ist, eine gestartete Therapie weiterzuführen. Wenn neue Informationen hinzukommen, kann man andere Entscheidungen treffen. Die PICU-Technik ist kein „Alles-oder-Nichts"-Weg, der durch das Starten einer Therapie zum Weitermachen zwingt. Eine medizinische Behandlung, ob nun eine einfache antibiotische Therapie oder eine komplette Nierenersatztherapie, kann reevaluiert, besprochen, neu durchdacht oder auch gestoppt werden, wenn alle Beteiligten der Meinung sind, dass dies der beste Weg für das Kind ist. Allerdings sollte erwähnt werden, dass es emotional viel schwieriger ist, eine bereits begonnene Therapie zu beenden als sie gar nicht erst zu starten.

Ein sehr schwieriges Thema ist auch die Verabreichung von starken Schmerzmitteln. Es kann die Angst bestehen, dass Leiden auf Kosten von Lebenszeit gemildert werden. Doch wenn der „natürliche" Tod innerhalb von kürzester Zeit eintreten wird, ist dann nicht das Risiko, das Sterben zu „beschleunigen", in Kauf zu nehmen, wenn man damit Schmerzen, Angst und Stress wesentlich lindern kann? Hier stellt sich die Frage, ob Schmerz- und Angstreduktion nicht wichtiger sind als qualvolle Lebenszeit. Es ist auch nicht erwiesen, dass die Verabreichung notwendiger Schmerzmedikation den Tod beschleunigt.

Die „ethische Therapie" im Sterbeprozess ist ein schmaler Grat. Daher beschäftigen sich mit dieser Frage viele Ethiker, Richter, Juristen, Ärzte und auch Philosophen. Die Diskussionen darüber beinhalten viele Unstimmigkeiten und Differenzen, was bei den ausführenden Ärzten oft zu Bedenken führt. Manche haben durchaus Angst davor, gerichtlich belangt zu werden, dass sie zu viele Schmerzmittel auf Kosten des Lebens verabreicht hätten. Dies kann dazu führen, dass manchen schwer kranken und sterbenden Menschen eine adäquate, menschliche Schmerzmedikation vorenthalten wird. Ausschlaggebend ist die Absicht, warum das Medikament verabreicht wird. Gibt man Medikamente, um Schmerzen, Angst und Stress zu lindern und nimmt dafür eine lebensverkürzende Nebenwirkung in Kauf, ist das, ethisch gesehen, vertretbar und korrekt.

Sollte es in der Therapiewahl oder bei Entscheidungen zu Unstimmigkeiten zwischen den Eltern und den Ärzten oder auch zwischen den Elternteilen kommen, kann eine Ethikkommission hinzugezogen werden.

Wenn du Informationen oder Unterstützung in Fragen der Schmerzmedikation brauchst, sprich mit dem behandelnden Team oder, wenn nötig, mit einer auswärtigen Stelle. Fragen dazu können auch über die Patientenanwaltschaft geklärt werden. Anlaufstellen findest du auf meiner Website.

Ethik und Elternschaft

Wenn das eigene Kind schon länger auf der PICU ist und eine Entscheidung für oder gegen eine medizinische Behandlung getroffen werden muss, ist es ein ganz normales Bedürfnis, nicht aufzugeben, nachdem man es so weit geschafft hat. Dies ist grundsätzlich gut und richtig, aber Eltern sollten unbedingt ehrlich sein und auch die Auswirkungen einer belastenden Therapie auf Körper und Psyche des Kindes beachten. Die Intensivierung einer Therapie, z. B. Intubation und zahlreiche Zugänge, kann Eltern beim ersten Anblick an der Richtigkeit ihrer Entscheidung zweifeln lassen. Der Schock über diesen Anblick und die ganzen Kabel legt sich meist wieder, man blendet sie aus und sieht sein Kind, gewöhnt sich an Kabel, Geräte und Geräusche.

Die Frage „War oder ist es unethisch, was wir tun oder getan haben?" bleibt häufig bestehen. Aber es ist nicht unethisch, seinem Kind eine Chance zu geben, besonders in Anbetracht dessen, was man zu dem Zeitpunkt weiß.

Für Eltern ist es wichtig zu wissen, dass sie sich für die Entscheidung über Therapieabbruch oder -fortsetzung Zeit nehmen können und sollen. Manche Eltern und Familienangehörige kämpfen noch Jahre nach dem Tod ihres Kindes mit der Frage, ob sie die richtige Entscheidung getroffen haben, ob man noch warten hätte sollen oder ob eine Zweitmeinung gut gewesen wäre.

Ethik und Kosten

Als Mediziner muss man Verantwortung für die Auswirkungen des eigenen Handelns auf die Gesellschaft übernehmen. Die Anzahl der Kinder, deren Leben von Hightech-Geräten und Maschinen und Medikamenten abhängt, wird häufig unterschätzt, weil diese Kinder in der Öffentlichkeit kaum vertreten sind, da ihren Eltern Zeit und Energie dafür fehlt. Mit der stetigen Entwicklung der Medizintechnik und dem unaufhaltsamen und rasanten Fortschritt in der Medizin steigen diese Zahlen kontinuierlich an.

Die Versorgung dieser teilweise komplett von Geräten abhängigen Kinder ist nicht nur anspruchsvoll und schwierig, sondern auch zeitaufwändig und teuer. Diese Kinder haben meist komplexe medizinische Probleme, da häufig mehrere Organe betroffen und beeinträchtig sind. Komplikationen diese Organe betreffend, Probleme mit Zugängen, aber auch Gerätedefekte verursachen erneute oder kontinuierliche Krankenhaus- und PICU-Aufenthalte.

Wenn eine Entscheidung für oder gegen eine medizinische Behandlung getroffen werden muss, ist auch zu bedenken, welche „Kettenreaktion" sie nach sich ziehen wird, welche weitreichenden Auswirkungen sie auf alle Beteiligten und Angehörigen hat – auf das soziale Umfeld, Freunde, Kindergarten, Schule und so weiter. Man muss wissen, wie die weitere medizinische Versorgung zu Hause gewährleistet ist, von wem welche Hilfestellungen angeboten werden, ob Entlastungsmöglichkeiten für die Familie vorhanden sind, welche finanziellen Mittel, Ressourcen und Förderungen das Gesundheitssystem anbieten kann oder ob die folgenden Auswirkungen, Veränderungen und Belastungen zur Gänze von der betroffenen Familie allein getragen und kompensiert werden müssen.

Eine einzelne Entscheidung hat oft weitreichende Folgen und Auswirkungen, die Betroffene ihr ganzes Leben begleiten und beeinflussen werden. Hier geben zwei Beispiele einen kleinen Einblick:

Intensives Zuhause

Christian wird aufgrund einer angeborenen Stoffwechselerkrankung mit einem Tracheostoma und einer Trachealkanüle versorgt. Folgende Dinge werden für ihn für die Versorgung zu Hause benötigt: das Material zur Versorgung des Stomas und der Kanüle, ein Absauggerät und das dazugehörige Material, zusätzlich auch eine Beatmungsmaschine (mit Ersatzmaschine), das dazugehörige Material und ein Sauerstofftank, der regelmäßig durch eine Firma befüllt werden muss. Christian wird mithilfe der Beatmungsmaschine beatmet, daher benötigt er auch einen Monitor. Für all diese Geräte benötigt man das dazugehörige Material, ein Ersatzgerät für den Fall eines Defektes und eine regelmäßige Wartung. Außerdem wird aufgrund eingeschränkter Mobilität ein Reha-Stuhl zur Mobilisation zu Hause benötigt und zusätzlich ein spezielles Krankenbett.

Diese Geräte und Maschinen erfordern viel Platz, auch im Auto, falls Christians Eltern mit ihm unterwegs sein möchten. Da seine Familie in einem mehrstöckigen Haus wohnt, ist die Anschaffung eines Liftes notwendig.

Gerätefuhrpark

Rosalie kommt nach ihrem Aufenthalt auf der PICU nach Hause. Sie ist in ihrer Mobilität eingeschränkt. Im Vorfeld werden folgende Materialien organisiert: ein spezielles Bett, ein angepasster Rollstuhl und ein Reha-Sitz, Lagerungsmaterial, um einem Dekubitus (Druckgeschwür) vorzubeugen und Schienen sowie Ergo- und Physiotherapie gegen Kontrakturen aufgrund ihres Bewegungsmangels. Wegen ihrer Kontrakturen und Bewegungseinschränkungen kann sie meist keine normale Kleidung tragen. Um Rosalie immobil bzw. bettlägerig waschen oder baden zu können, sind Hilfsmittel wie Duschsitz und Badelift notwendig. Auch ein Hauslift ist notwendig, um in dem mehrstöckigen Haus, in dem sie mit ihrer Familie lebt, mobil sein zu können, ebenso ein großes Auto für den Transport. Mit Rollstuhl und Beatmungsmaschine ist mit Rosalie kein normales Einkaufen, geschweige denn ein normaler Urlaub möglich. Je älter und schwerer Rosalie wird, steigt der Aufwand und die körperliche Belastung ihrer betreuenden Eltern. Das alles verursacht neben all dem zeitlichen, emotionalen und körperlichen Aufwand und Einsatz auch hohe finanzielle Kosten für ihre Familie. Zusätzlich müssen Vorbereitungen für ungeplante oder akute Veränderungen getroffen werden. Dabei stellen sich wichtige Fragen: Was passiert, wenn der Strom für mehrere Stunden oder Tage ausfällt und die Beatmungsmaschine lebensnotwendig ist? Was ist, wenn der Sauerstofftank vorzeitig leer oder defekt ist? Was geschieht, wenn mitten in der Nacht das Beatmungsgerät kaputtgeht?

Das Leben von Familien mit von Technik abhängigen Kindern ist sehr kompliziert. Umso erstaunlicher ist es, wie anpassungsfähig und ideenreich viele Familien sind. Als nebenberuflich mobile Hauskrankenschwester stelle ich immer wieder mit Erstaunen fest, wie rasch und vor allem kreativ die meisten Eltern Lösungen für ihren neuen Alltag zu Hause finden und sich eine neue

Routine entwickelt. Nichtsdestotrotz darf nicht unterschätzt werden, wie groß die Umstellung und die Herausforderungen sind.

Anfallende Kosten für Behandlungen und Therapien sollen und dürfen kein Grund für ein „Ablehnen" oder Verweigern dieser sein, aber diese Kosten dürfen auch nicht außer Acht gelassen werden.

RÜCKSCHRITTE UND WENDEPUNKTE

Die Medizin kann heutzutage bisweilen Wunder vollbringen und die Medizintechnik ermöglicht fast unglaubliche Therapien und Erfolge, doch leider nicht immer. In vielen Fällen gibt es ein Auf und Ab und neben Fortschritten auch Rückschritte. Kinder sind individuell und normalerweise kann keine hundertprozentige Prognose abgegeben werden. Immer wieder gibt es völlig überraschende Entwicklungen. Daher ist es ausgesprochen schwierig, vorherzusagen, wann genau eine finale Grenze erreicht ist oder zu realisieren, dass ein solcher Moment eingetreten ist.

Manche Ärzte interpretieren es als persönliches Versagen, wenn ein Kind nicht mehr geheilt werden kann und wollen dies nicht einsehen. Manche Ärzte wollen Eltern unterstützen, so lange es geht. Teilweise werden dann noch Therapien und Behandlungen angeboten, auch wenn es keine Aussicht mehr auf Heilung gibt. So schwer es für Ärzte ist, einen Wendepunkt von kurativer (heilender) zu palliativer (lindernder) Therapie zu erkennen und zu akzeptieren, umso schwerer ist dies natürlich für die betroffenen Eltern, Familien und Angehörigen.

Wenn man die Möglichkeit des Sterbens zuvor nicht in Betracht gezogen hat, kann einen diese Information wie ein Schlag treffen und einem (erneut) den Boden unter den Füßen wegziehen. Durch den Schock und die Lähmung ist man handlungsunfähig und wertvolle Zeit geht verloren.

Wenn dein Kind sehr schwer erkrankt oder verletzt ist, bitte die Ärzte um Ehrlichkeit. Sie sollen dir klar sagen, ob eine Therapie noch hilft oder ob sie glauben, dass nichts mehr helfen kann.

Eine Mutter formulierte in einer solchen Situation ihre Gedanken dazu so: „Ich denke, dass es für mich heilsamer ist, mein Kind in den Armen zu halten und beim Sterben achtsam zu begleiten, als es mit Gewalt am Sterben zu hindern. In diesem Leben gibt es Erfahrungen und Situationen, die kann man nicht steuern, sondern nur geschehen lassen und – aktiv – erleiden."

Klare Worte

Lukas ist mit einem schweren Herzfehler zur Welt gekommen und kämpft seit Jahren um sein Leben. Alle Operations- und Therapiemöglichkeiten sind ausgeschöpft und da sich sein Zustand immer weiter verschlechtert, wird eine Organtransplantation in Betracht gezogen. Die Vorbereitungen sind angelaufen, Informationen an das zuständige Krankenhaus weitergegeben und die Eltern informiert worden. Der Zustand von Lukas ist kritisch, er ist jedoch noch bei vollem Bewusstsein und atmet selbstständig. In der Nacht spitzt sich die Situation zu und am Morgen findet ein Gespräch der Eltern mit den zuständigen Ärzten statt. Die Eltern sollen zur Vorbereitung der Transplantation in das zuständige Krankenhaus fahren. Sie überlegen, ob nur einer der beiden fährt und der andere Elternteil bei Lukas bleibt. Als zuständige Krankenschwester rate ich den beiden in dieser Situation: „Überlegt euch gut, ob ihr wirklich wegfahren oder bei eurem Kind bleiben wollt!" Sie bleiben und der schlimmste Fall tritt ein, aber die Eltern hatten beide die Möglichkeit, sich von Lukas zu verabschieden. Er konnte in ihren Armen sterben.

Jede Entscheidung, ob eine Therapie weitergeführt, beendet oder gar nicht erst begonnen wird, muss auf ausreichenden Informationen basieren, damit später alle gut damit leben können. Es ist außerdem wichtig, die Ziele einer Therapie klar zu besprechen. Wird diese durchgeführt, um Heilung zu erzielen, das Leben zu verlängern oder um Symptome und Schmerzen zu lindern? Manchen Eltern hilft das Wissen, dass nach Beendigung der kurativen Therapie auch eine palliative Therapie die Schmerz- und Symptomkontrolle sichert. Das heißt, dass das Kind weiterhin ausreichend Schmerzmittel bekommt und die Symptome, die durch die Erkrankung hervorgerufen werden, nach wie vor behandelt werden.

In manchen Fällen ist gewiss, dass eine Heilung nicht mehr möglich ist. Auch wenn dies für Eltern unvorstellbar ist, gilt es, dies zu akzeptieren. Der Fokus sollte dann auf dem gemeinsamen Erleben von schönen Momenten und dem Erfüllen besonderer Wünsche liegen. Wenn man sich zu lange in kurativer Therapie verliert, kann es sein, dass man diese speziellen Augenblicke und diese Chancen versäumt. Schöne letzte Momente können die späteren Wellen der Trauer, des Verlustes und des Schmerzes etwas lindern und erträglicher machen.

Haltgebende Erinnerungen

Floriana wird nach der Reanimation auf der PICU aufgenommen. Rasch steht fest, dass ihre Hirndurchblutung unterbrochen war, sie ist hirntot. Florianas Eltern sind fassungslos. Die unglaublich schnelle Abfolge der Ereignisse und das Ergebnis sind nicht zu begreifen.

Florianas Kreislauf wird weiterhin mithilfe von Medikamenten und der Beatmung über den Respirator aufrechterhalten, bis die endgültige Hirntotdiagnostik abgeschlossen ist. Sie wird in ein großes Bett gelegt und ein weiteres Bett dazugestellt – so können ihre Eltern bei ihr sein, mit ihr kuscheln, sie spüren und langsam Abschied nehmen. Und sie können versuchen, zu erfassen, was gerade passiert ist.

Die Eltern bringen Fotos und Zeichnungen, wodurch das Bett persönlich gestaltet wird. Sie erzählen Geschichten über Floriana. So können auch wir vom PICU-Team das Kind kennenlernen und die Eltern bei der Verarbeitung dieser harten Realität unterstützen und begleiten. Gemeinsam schaffen wir noch Andenken wie Hand- und Fußabdrücke, auf die sie im Trauerprozess zurückgreifen können. So gibt es Erinnerungen an die gemeinsame Zeit, die auch später noch berührt werden können.

Es ist hilfreich, im Vorfeld und in Ruhe verschiedene Szenarien durchzusprechen und gemeinsam zu überlegen, welchen Weg man mit seinem Kind beschreiten möchte und welche Therapien und Behandlungen für einen in Frage kommen. So kann man vermeiden, dass Therapieversuche im Rückblick bereut oder versäumte Therapiemöglichkeiten bedauert werden.

Falls dein Kind an einer schweren chronischen Krankheit leidet, kann es sinnvoll sein, bereits im Vorfeld Gespräche über Therapiemöglichkeiten und die Prognose zu führen. Besprich mit dem behandelnden Team, welche Situationen auf euch zukommen könnten und erstellt gemeinsam einen Therapieplan für schwierige Situationen.

„Du darfst bleiben und du darfst gehen."

Martin ist mit einem angeborenen Stoffwechseldefekt zur Welt gekommen. Er wird liebevoll von seinen Eltern zu Hause versorgt. Sein Kinderzimmer gleicht einer Intensivstation, da er von einer Beatmungsmaschine abhängig ist und künstlich ernährt werden muss. Das hält seine Eltern jedoch nicht davon ab, das Leben mit ihm zu genießen. Sie unternehmen gemeinsam Ausflüge und kommen mit den Einschränkungen durch die Erkrankung zurecht.

Kurz nach seinem zweiten Geburtstag erkrankt Martin jedoch. Der Beatmungsaufwand steigt und seine Eltern fahren mit ihm ins Krankenhaus. Es wird eine schwere Lungenentzündung festgestellt. Seine Eltern möchten ihm jede nötige Behandlung zukommen lassen, lehnen aber strikt unnötige und schmerzhafte Therapien und Eingriffe ab. Sie finden, Martin dürfe „selbst entscheiden", ob er bleibe. Gemeinsam mit dem Behandlungsteam wird ein Therapieplan für Martin erstellt. Als sich nach einigen Tagen zeigt, dass sein Zustand nicht besser wird, stellt man von kurativer auf palliative Versorgung um. Martin wird mit ausreichend Schmerzmedikation versorgt und stirbt in den Armen seiner Eltern kurze Zeit später.

UMGANG MIT DEM WAHRSCHEINLICHEN STERBEN DES EIGENEN KINDES

Vorbereitungen

Die Information, dass das eigene Kind sterben wird, ist das Schlimmste, was einem widerfahren kann. Es wird ein Leben vor und nach dem Ereignis geben.

Das Leben wird sich für immer verändern, es wird nie mehr sein wie davor. Die Trauer wird ein Teil von einem werden. Die Erinnerungen werden bleiben. Und man wird es irgendwann bewältigen und weiterleben.

Sich mit der Vorstellung des Sterbens des eigenen Kindes auseinanderzusetzen, ist für Eltern eine ganz besonders intensive und emotionale Herausforderung. Niemand fühlt sich bereit dafür. Wie bereits erwähnt, ist es aber wichtig und sehr hilfreich, sich im Vorfeld damit zu beschäftigen.

Wenn dein Kind sterben wird und du dich schon damit beschäftigt hast, kannst du leichter für dein Kind in seinen letzten Stunden und Minuten wirklich da sein. Wenn du weißt, worauf du dich einstellen musst, kannst du diese Zeit besser so gestalten, wie es für dich und für euch passend ist.

Es ist hilfreich, sich früh genug Gedanken zu machen, wen man in dieser schmerzlichen Situation an seiner Seite haben möchte – Menschen, denen man wirklich vertraut und die eine echte Unterstützung für einen darstellen. Wenn das eigene Kind stirbt, sind Reaktionen wie Angst und Panik, völlige Leere im Kopf und Hilflosigkeit normal. Umso wichtiger ist es, sich im Vorfeld Gedanken über die eigenen Bedürfnisse zu machen, um dann handlungsfähig zu bleiben.

Spätere Vorwürfe vermeiden

Es ist wichtig, früh genug Fragen zu stellen, Informationen einzufordern und „vorbereitende" Gespräche zu führen, damit nach dem Tod eines Kindes keine Vorwürfe auftauchen wie z. B.:

- Warum hat mir niemand im Vorfeld gesagt, auf welche Weise mein Kind sterben wird?!
- Warum wurde mir nicht gesagt, dass sich mein Kind körperlich so verändern wird?!
- Warum ist das Palliativteam nicht früher eingeschaltet und involviert worden?!
- Warum musste mein Kind das alles erleiden?!
- Was kann man jetzt noch machen?!

So seltsam sich das jetzt vielleicht anhört: Deinem Kind einen guten Tod bereitet zu haben, kann sich gut anfühlen und später ein unheimlicher Trost sein. Dein Kind ist gestorben, aber es ist zumindest auf die bestmögliche Art gestorben.

Was kommt nach dem Hirntod?

Paul kommt nach einem schweren Unfall auf die PICU. Als die Untersuchungen abgeschlossen sind und der Hirntot von Paul feststeht, wird mit den Eltern besprochen, was in der kommenden Zeit passieren wird und kann. Pauls Eltern haben die Möglichkeit, sich ganz ohne Zeitdruck Gedanken über die Gestaltung der letzten Stunden und Minuten zu machen. Sie informieren zunächst Verwandte und Freunde, denen sie damit ermöglichen, sich noch von Paul zu verabschieden. Dann beziehen sie eine psychologische Beratung mit ein, die viel Erfahrung in diesem Bereich hat. Diese unterstützt und begleitet sie, reflektiert mit ihnen und bearbeitet ehrlich alle Fragen und Ängste. Sie können sich ihr öffnen und so ihre Gedanken sortieren, damit sie zu guten Entscheidungen kommen. Und sie können mit ihr die unglaubliche Schwere der Sprachlosigkeit miteinander aushalten. Gemeinsam überlegen sie, wie sie die allerletzten Minuten mit Paul gestalten wollen, wer dabei sein soll und darf und was sie nicht möchten. Es werden unterschiedliche Möglichkeiten besprochen und teilweise auch Entscheidungen für den Moment offengelassen. Sie können Ängste und Bedenken immer wieder ansprechen und sich durch offene und ehrliche Gespräche mit dem PICU-Team darauf vorbereiten, was auf sie zukommen wird.

Paul empfängt auf der PICU die Krankensalbung und es werden noch viele Andenken geschaffen. Dann sind Pauls Eltern in den allerletzten Minuten allein mit ihm. Die respektvolle, zurückgenommene Anwesenheit der Begleitpersonen vor seinem Zimmer vermittelt ihnen jedoch eine Sicherheit, die in dieser Situation sehr wertvoll ist. Paul stirbt in den Armen seiner Eltern, ganz ohne Kabel und Schläuche, eng an sie gekuschelt.

An der Kippe zwischen Hoffnung und Realität

Hoffnung kann einerseits sehr hilfreich sein, aber auch hinderlich, wenn sich eine Krankheit weiterentwickelt. Denn wenn bei einer lebenslimitierenden Krankheit alle Behandlungen und Therapien versagt haben und der Tod wirklich unausweichlich ist, kann das Festhalten an einer unrealistischen Hoffnung zusätzlich Schmerz, Leid und Aufruhr verursachen. (Falsche) Hoffnung verhindert möglicherweise Schritte, die in der Vorbereitung auf den nahen Tod geholfen hätten.

Die Hoffnung aufzugeben, kann sehr schwer sein – für dein Kind und für dich selbst. Aber wenn es wirklich Zeit ist, den Kampf gegen die Krankheit zu beenden, kannst du dich besser auf den bevorstehenden Tod vorbereiten. Falsche Hoffnung stiehlt dir deine letzte gemeinsame Zeit. Wenn du rechtzeitig loslässt, kannst du dich besser auf dein Kind konzentrieren, kannst besser aufnehmen, wie es sich fühlt und was es braucht. Nutze die verbleibende Zeit und gestalte sie positiv!

Die Akzeptanz des Sterbens des eigenen Kindes bedeutet nicht, dass man nicht Wut oder Angst verspürt oder dass man einfach alles hinnimmt. Es bedeutet lediglich die Akzeptanz der aktuellen Situation.

Jetzt ist der Zeitpunkt gekommen, von „Ich kann das nicht!" zu „Ich kann das nicht allein!" zu wechseln und zu akzeptieren, dass man Hilfe und Unterstützung benötigt, um die kommende Zeit durchzustehen.

Entscheidungen über letzte Therapien

Als Eltern in den Entscheidungsprozess über letzte Therapien involviert zu sein, ist eine große Herausforderung. Wenn eine Erkrankung trotz Therapie voranschreitet, verschlechtert sich der Allgemeinzustand des Kindes immer weiter. Dies ist ein Prozess, der sich nicht aufhalten lässt. Es ist wichtig, zu wissen und zu verstehen, dass man als Eltern dies nicht verursacht hat.

An diesem Punkt geht es in Gesprächen mit dem behandelnden Team meist um weitere Therapiemöglichkeiten, um wertvolle gemeinsame Zeit zu erleben und Schmerzen und Symptome des Kindes zu lindern. Das Ziel ist nicht die Gewinnung von Lebenszeit, sondern die Gewährleistung von Lebensqualität für das Kind in der Zeit, die noch bleibt. Es werden Vor- und Nachteile von möglichen Therapien, Behandlungen und Eingriffen besprochen, die Nebenwirkungen abgewogen und der zu erwartende Nutzen erhoben.

Spiritualität als Anker

Spiritualität, Religion und Glaube – dies alles sind verschiedene Begriffe für einen Zugang oder für Ressourcen im Umgang mit der Ausnahmesituation auf der PICU. (Genauere Informationen darüber finden sich im Kapitel *Spiritualität als Quelle der Kraft,* siehe S. 65).

Umgang mit dem Sterben des eigenen Kindes

Wenn man realisiert, dass das eigene Kind sterben wird, ist es sehr wichtig, auf seine eigenen Bedürfnisse zu achten. Nichts wird später mehr so sein, wie es vor diesem Schicksalsschlag, vor dem Tod des Kindes war. Doch es gibt Wege und Möglichkeiten, wie man wieder Freude, Frieden und Zufriedenheit empfinden kann.

Wenn dein Kind stirbt, wirst du dich in einem Gefühlschaos aus Hilflosigkeit, Wut, Angst, Taubheit und vielem mehr wiederfinden. Dies ist in einer Ausnahmesituation wie dieser ganz normal. Zusätzlich können immer wieder Schuldgefühle und der Gedanke, als Eltern „versagt" zu haben, aufkommen. Aber: Dein Kind stirbt aufgrund einer Erkrankung oder Verletzung und nicht, weil du etwas falsch gemacht oder übersehen hast.

Auch im Rückblick auf die Erziehung, auf getroffene Entscheidungen und Fehler, die vermeintlich gemacht wurden, kann ich dir nur empfehlen, achtsam mit dir selbst zu sein. Geh nicht zu hart mit dir ins Gericht!

Ganz im Gegenteil: Du darfst stolz auf dich sein, denn als Elternteil eines todkranken oder sterbenden Kindes hast du den härtesten Job, den man sich vorstellen kann und du leistest Unglaubliches! Denk immer daran!

Unsere Gesellschaft weigert sich, die Realität und die Möglichkeit des Todes anzunehmen, vor allem, wenn es sich um Kinder handelt. Es wird auch nicht darüber gesprochen. Oft fühlt man sich dadurch als Betroffener mit seinen Gefühlen allein und isoliert. Durch die allgemeine Unsicherheit im Umgang mit Krankheit und Tod und die daraus resultierende Betroffenheit und Sprachlosigkeit des Gegenübers fühlt man sich rasch verlassen und stigmatisiert. Professionelle Begleitung und Gespräche ändern nichts am Schicksal des Kindes. Sie können aber helfen, diesen Weg nicht allein gehen zu müssen. Beratung und Begleitung in dieser Zeit können eine große Stütze sein.

Wenn dich Gedanken und Gefühle belasten, sprich darüber. Sei es mit deinem Partner, mit der Familie, Freunden, dem behandelnden Team oder mit professionellen Helfern. Es ist nicht hilfreich, Fragen, Ängste und Sorgen allein zu tragen. Im Gespräch können gemeinsam Wege, Bewältigungsmöglichkeiten und Ressourcen für diese belastende Situation gefunden oder entwickelt werden.

Sich Unterstützung aus dem Umfeld holen

Das Sterben und der Tod eines Kindes im Umfeld sind beängstigend und führen unweigerlich die Endlichkeit der eigenen Kinder vor Augen. Daher sind manche Freunde, Familienmitglieder und Bekannte damit überfordert. Andere sind unsicher und wissen nicht, wie sie helfen können. Viele Menschen haben Angst davor, etwas falsch zu machen und warten daher ab.

Wenn dein Kind sterben muss, löst das in deinem Umfeld Reaktionen aus. Manche Menschen haben Angst vor Fehlern oder spüren großes Unbehagen und meiden daher zunächst den Kontakt zu dir. Sprich mit ihnen und sag ihnen, was du brauchst und wo und wie man dir helfen kann. Kommuniziere, was gut für dich ist und wann du Ruhe brauchst. Besuche sollen angenehm und hilfreich für dich sein. Du musst jetzt auf dich selbst achten und dich nicht um andere und deren Wohlbefinden kümmern. Familie und Freunde müssen mit deinen Entscheidungen nicht einverstanden sein. Sie müssen dich nur unterstützen und in dieser schweren Zeit bei dir sein.

In Situationen wie dieser treten manchmal Probleme mit den Großeltern auf. Es ist zu beachten, dass Großeltern ihr Enkelkind verlieren *und* ihr Kind leiden sehen! Daher kann ihr Wunsch und ihre Hoffnung auf Genesung des Kindes sehr groß sein. Dies kann zu Kommunikationsschwierigkeiten, Druck und Unverständnis führen.

Wenn du Probleme mit deinen Eltern oder Schwiegereltern hast, sprich mit ihnen und erklär ihnen deine Wünsche, deine Bedürfnisse und deine Sorgen. Sag ihnen klar und deutlich, wie sie dir helfen und eine Stütze sein können.

DAS TODKRANKE KIND

Das Wichtigste für Eltern ist naturgemäß, ihre Kinder zu beschützen. Es ist unvorstellbar schwierig und schmerzvoll, wenn man sein Kind nicht vor einer schweren Erkrankung oder einem schweren Unfall bewahren konnte. Und noch schlimmer ist es, sein Sterben miterleben zu müssen. Wie sollen sie mit ihrem Kind darüber sprechen?

Auch wenn es wehtut, die offene und ehrliche Kommunikation mit dem Kind ist extrem wichtig! Falsche Gefühle vorspielen, Fakten verheimlichen und Informationen verstecken – all das verunsichert das Kind, macht Druck und isoliert. Die eigenen Gefühle sagen dem Kind etwas anderes. Es spürt den Schmerz im Herzen der Eltern. Und es spürt normalerweise auch den eigenen Körper sehr gut. Das soll man nicht ignorieren!

Wenn du weißt, dass dein Kind sterben muss, lass es damit nicht allein! Sprich mit ihm offen und ehrlich über die Situation.

Wenn man mit Kindern nicht offen über Gefühle und Gedanken spricht, haben sie häufig das Gefühl, darüber nicht reden zu dürfen. Sie werden mit ihren Gefühlen, Gedanken und Ängsten allein gelassen. Die Gefühle und die Krankheit werden tabuisiert. Wenn man seine Gefühle offen zeigt, vermittelt man, dass diese Gefühle normal und in Ordnung sind und gezeigt werden dürfen. Es ist sehr belastend, etwas auf dem Herzen zu haben, worüber man nicht reden kann oder soll.

Kinder spüren teilweise ihren eigenen Tod nahen, wollen aber nicht mit ihren Eltern darüber sprechen, um diese zu beschützen. Manche Kinder machen sich über die Gefühle und die Trauer der Eltern mehr Sorgen als über ihren eigenen nahenden Tod.

Sie können meist besser damit umgehen, als Erwachsene es erwarten oder ihnen zutrauen. Sterbende Kinder nehmen ihre Situation häufig an und leben von einem Tag zum nächsten.

Gespräche über den Tod sind schwierig. Man kann seinem Kind nicht einfach sagen, dass es sterben wird, sondern sollte sich auf ein offenes Gespräch einstellen. Mit folgender Frage könnte man sich darauf vorbereiten: Was ist mein Standpunkt, meine Sichtweise und meine Angst? Es macht auch Sinn, sich professionelle Unterstützung dafür zu holen.

Zunächst sollte man auf Zeichen achten, ob das Kind für ein Gespräch bereit ist. Dann könnte man zunächst allgemein über die Krankheit sprechen. Mit der Frage „Gibt es etwas, das du uns fragen möchtest?" öffnet man Türen für Fragen und Ängste bzw. zeigt dem Kind Gesprächsbereitschaft. Es kann dann in das Gespräch einsteigen oder auch nicht, je nachdem, ob es bereit dazu ist.

Am wichtigsten ist Ehrlichkeit! Vorenthaltene Informationen schützen das Kind nicht, ganz im Gegenteil, sie nehmen ihm die Möglichkeit der Vorbereitung auf den Tod und der Verabschiedung. Man nimmt ihm damit auch das Vertrauen. Es ist paradox, man möchte sein Kind vor Leid und Schmerz schützen und verursacht jedoch genau das.

Manche Kinder nutzen für die Kommunikation ihrer Gefühle und Gedanken die professionelle Unterstützung durch Physiotherapie, Ergotherapie, Maltherapie, Psychologie oder Sozialarbeit. Häufig können sie sich im Austausch mit dem Fachpersonal öffnen und über mögliche Ängste und Sorgen sprechen. Diese Therapeuten und Begleiter können somit Sprachrohr oder Übersetzer für das Kind sein.

Manchmal entstehen aus offenen und ehrlichen Gesprächen mit dem betroffenen Kind wunderschöne und beruhigende Geschichten. Teilweise erzählen betroffene und schwerkranke Kinder davon, von Engeln besucht worden zu sein oder von bereits verstorbenen Familienangehörigen geträumt oder mit ihnen gesprochen zu haben. Sie erzählen, dass es schön und gut werden wird und sie schmerzfrei sein werden. Auch wenn das in diesem Moment sehr schmerzhaft und unvorstellbar ist, kann ein solches Gespräch gemeinsam mit dem Kind wunderschön und beruhigend sein – für alle Beteiligten. So können viele Eltern später mit positiven Gefühlen auf diese Erfahrungen zurückblicken.

Manchmal ist die Zeit jedoch sehr knapp für solche Gespräche oder diese sind gar nicht möglich, z. B. vor einer akuten Intubation oder nach einem Unfall. Man kann jedoch immer mit dem Kind sprechen. Auch wenn es bewusstlos oder im Koma ist, spürt es die Anwesenheit der Eltern, kann es sie hören und „versteht", was gemeint ist.

Manche Kinder, vor allem ältere, haben bereits Ziele, die sie trotz der Erkrankung noch erreichen möchten, wie z. B. den Führerschein, den Schulabschluss, eine Aufnahmeprüfung oder Ähnliches. Ziele sind wichtig als Zeichen, etwas in dem kurzen Leben erreicht zu haben. Ältere Kinder möchten ihre Erkrankung möglicherweise „eigenverantwortlich" leben. Dies ist vielleicht ihre einzige Möglichkeit, in ihrem Leben erwachsen zu handeln.

Manche Kinder möchten auch ihren Abschied bewusst selbst gestalten, ein Lied für das Sterben oder den Tod aussuchen, das Begräbnis mitgestalten oder Ähnliches. Das bewusste Wissen um den eigenen, nahenden Tod ermöglicht dem Kind außerdem, Vorbereitungen zu treffen, offene Dinge zu klären, sich zu verabschieden, Dinge aufzuteilen oder ein Testament zu schreiben. Man hört immer wieder Geschichten von Menschen, die noch einen besonderen Anlass erleben wollten oder noch auf eine Person gewartet haben und erst danach gestorben sind.

Ziele und Wünsche des todkranken Kindes

Rede mit deinem Kind und finde heraus, welche Ziele und Wünsche noch offen sind und ob du es bei etwas Wichtigem unterstützen kannst. Es kann für dich später sehr hilfreich sein, zu wissen, dass dein Kind in Frieden sterben konnte.

Manche Kinder haben große Angst, ihre Eltern allein zu lassen und befürchten, dass diese nach ihrem Tod allzu traurig würden. Manche Kinder warten mit dem Sterben auf die „Erlaubnis" ihrer Eltern.

Sei ehrlich mit deinem Kind und sprich über deine Gefühle und Ängste. Sag deinem Kind, dass du es liebst, aber dass es nicht für dich kämpfen muss. Sag ihm klar, dass du diesen Weg akzeptieren kannst und dass es in Ruhe gehen darf, wenn es nicht mehr kämpfen kann und will.

Der Schritt, seinem Kind zu sagen, dass man seine Entscheidungen das Leben betreffend akzeptiert, ist sehr wichtig. Teilweise nehmen Kinder Therapien in Kauf, nur um ihre Eltern nicht zurückzulassen, obwohl sie spüren oder bereits wissen, dass sie sterben werden.

Wenn du das Gefühl hast, dein Kind könnte so denken oder handeln, dann nimm diesen Druck und diese Verantwortung von ihm! Lass dein Kind in diesem Fall los, auch wenn es noch so schmerzt.

Wie spricht man mit seinem kranken Kind über den Tod?

Vorschläge für schwierige Gespräche:

- Sich vorher gut vorbereiten
- Eventuell Unterstützung holen
- Sicher sein, dass das Kind für ein Gespräch bereit ist
- Allgemein über die Krankheit oder die Verletzung sprechen
- Mögliche Frage: „Was weißt du über deine Krankheit?"
- Konkret über die Krankheit oder die Verletzung des Kindes sprechen, Prognose erklären
- Unbedingt ehrlich sein!
- Wichtige Frage: „Gibt es etwas, das du fragen möchtest?"
- Alle Fragen des Kindes zulassen
- Eventuell fragen, ob und welche Ziele und Wünsche noch offen sind und ob man dabei unterstützen kann
- Physiotherapie, Ergotherapie, Maltherapie, Psychologie oder Sozialarbeit können beim Austausch über Gefühle helfen und wichtigen Input geben

Todesverständnis bei Kindern

Bei der Begleitung eines todkranken und sterbenden Kindes ist es hilfreich, zu wissen, welche altersabhängige Auffassung es vom Sterben und vom Tod hat. Die Vorstellungen und Bilder über den Tod können großen Einfluss auf die entstehenden Ängste, Sorgen und Fragen haben.

Grundsätzlich umfasst das allgemeingültige Todeskonzept bei Kindern folgende vier Dimensionen, die in unterschiedlichen Altersstufen erreicht werden:

- Nonfunktionalität – alle Körperfunktionen und Sinne haben vollständig aufgehört zu funktionieren
- Irreversibilität – der Tod wird als endgültig verstanden, eine tote Person kann nicht mehr zum Leben erweckt werden
- Universalität – es gibt kein Leben ohne den Tod, alle Lebewesen müssen irgendwann sterben
- Kausalität – biologische Todesursachen werden verstanden

KINDER BIS ZU 6 JAHREN

Säuglinge, Klein- und Vorschulkinder können den Tod mit seiner Endgültigkeit noch nicht erfassen, weil ihnen das Zeitverständnis fehlt. Ihre ersten Erfahrungen mit dem Thema Verlust erleben sie, wenn z. B. ihre Bezugsperson den Raum verlässt. Sie erleben diese Situation als Bedrohung und beginnen zu schreien.
Ab drei Jahren wird der Tod als vorübergehender Zustand gesehen. Das Kind fragt immer wieder nach der verstorbenen Person. Im Alter von fünf Jahren begreift es den Tod allmählich in seiner Endgültigkeit. Das Sterben wird jedoch noch nicht mit der eigenen Person in Zusammenhang gebracht, es sterben „nur andere".

KINDER VON 6 BIS 12 JAHREN

Kinder im Alter von sechs bis zwölf Jahren gewinnen langsam die Erkenntnis, dass der Tod endgültig ist und dass sie auch selbst einmal sterben werden oder Bezugspersonen durch den Tod verlieren könnten. Sie beginnen den Tod realistisch zu sehen und wissen z. B., dass der Körper nach dem Tod zerfällt. Kinder versuchen zunehmend, die Hintergründe des Todes zu erforschen und beginnen, sich Gedanken darüber zu machen, warum und wie jemand gestorben ist.

JUGENDLICHE AB 12 JAHREN

Mit steigendem Alter wird das Bedeutungsverständnis zum Thema Tod immer klarer. Jugendliche erkennen, welche emotionalen und faktischen Auswirkungen der Tod auf ihre Umgebung hat. Sie setzen sich bisweilen intensiv mit Jenseitsvorstellungen auseinander. Das Spektrum ihrer Ideen reicht von christlichen Anschauungen über spirituelle oder esoterische Bilder bis hin zur Annahme, dass nach dem Tod alles vorbei ist. Manche Jugendliche beschäftigen sich intensiv mit der Sinnfrage des Lebens.

Die Entwicklung der Kinder, ihr Todeskonzept und auch ihre Trauerreaktionen sind von vielen Faktoren und Einflüssen abhängig, wie z. B. dem bisher Erlebten, der Erziehung und der eigenen Persönlichkeit. Jedes Kind entwickelt sich individuell und trauert anders. Daraus entstehen unterschiedliche Reaktionen und Verhaltensweisen, was natürlich die Unterstützungsmöglichkeiten beeinflusst. Dies gilt für das betroffene Kind wie auch die Geschwisterkinder.

GESCHWISTERKINDER

Geschwisterkinder werden in der Zeit einer schweren Erkrankung in der Familie zwangsläufig hintangestellt und müssen sich an vieles anpassen, wie z. B. eine veränderte Tagesstruktur und unvorhersehbare Planänderungen. Auch wenn man sein Bestes gibt, um das Geschwisterkind so wenig wie möglich davon spüren zu lassen, ist dies meist nicht zu verhindern.

Sprich offen und ehrlich über die Krankheit des Geschwisterkindes und falls ein mögliches Versterben im Raum steht, sprich auch darüber. Gib deinem Kind die Möglichkeit, beim kranken Kind zu sein, Fragen zu stellen und in den Prozess eingebunden zu sein. Frag es oft genug nach seinen Wünschen und Bedürfnissen.

Bei vielen Kindern hat diese belastende Situation Auswirkungen auf ihr Verhalten. Kinder im Schulalter haben womöglich Angst, die Krankheit oder den Unfall des Geschwisterkindes (mit)verursacht zu haben, weil sie dem Geschwisterkind in der Vergangenheit etwas Schlechtes gewünscht haben, wie z. B.: „Ich hasse dich!" oder „Ich wünschte, du wärst tot!".

Sprich mit deinem Kind über Ursachen von Krankheiten und über Schuldgefühle, auch wenn es diese nicht selbst an- oder ausspricht. Dies kann helfen, heimliche Schuldgefühle zu verhindern.

Geschwisterkinder bedrückt oft große Angst, wie z. B. davor, an derselben Krankheit zu erkranken, allein gelassen zu werden oder auch sterben zu müssen.

Sprich mit deinem Kind über Ängste und Sorgen. Nimm dir genug Zeit dafür, versichere ihm, dass du es liebst und dass dir wichtig ist, wie es ihm geht.

Es kann auch vorkommen, dass dein gesundes Kind Neid empfindet, weil die familiäre Aufmerksamkeit vorwiegend auf das kranke Kind gerichtet ist. Später kann es leicht aufgrund dieser Gefühle ein schlechtes Gewissen haben. Jedes Kind geht mit dieser Situation anders um. Manche werden wütend und auffällig, andere gehen nach außen sehr vorbildlich mit den Belastungen um und wirken unkompliziert, ziehen sich jedoch dann zurück, um keine zusätzliche Belastung für die Eltern und das Umfeld zu sein.

Sei rücksichtsvoll und gib auch in der Schule und im Umfeld Bescheid, damit auf besondere Bedürfnisse und Verhaltensweisen des Geschwisterkindes besser eingegangen und reagiert werden kann.

Geschwisterkinder benötigen (genauso wie das kranke Kind und die Eltern) Unterstützung bei der Verarbeitung und Bewältigung dieser Ausnahmesituation. Es ist hilfreich, den Tagesablauf und die gewohnten Routinen so normal wie möglich zu gestalten. Es darf Spaß und Leichtigkeit gelebt werden und es soll Möglichkeiten für sensible Gespräche geben. Die bewusst nur mit dem Geschwisterkind gestaltete Zeit kann diesem Sicherheit vermitteln. Gemeinsame Besuche im Krankenhaus sind aber auch sehr wichtig, denn die Fantasiebilder, die sich Kinder zur Situation ihres kranken Geschwisterkindes ausdenken, sind oft schlimmer als die Realität.

Zeig deinem Kind, dass du für es da bist und dass du dir hin und wieder auch bewusst Zeit nur für es nimmst. Biete ihm an, dass Fragen und Bedürfnisse gerne angesprochen und gemeinsam geklärt werden können.

Eingebunden sein

Elvira ist seit ihrer Geburt auf der PICU. Ihre Schwester Sofia hat sie dort kennengelernt. Sie darf sie hin und wieder besuchen und mit ihr spielen. Zu Hause malt Sofia für Elvira, die Zeichnungen werden dann über ihrem Bett auf der PICU aufgehängt. Als Elvira unerwartet verstirbt, ist sich ihre Mutter nicht sicher, ob sich Sofia von ihr persönlich verabschieden soll. Sie hat Bedenken, ob das gut für sie ist und ob sie das schon verarbeiten kann. Ich bestätige sie in ihrem Bedürfnis als Mutter, ihre Tochter zu beschützen, erkläre ihr jedoch auch, dass die Erfahrungen zeigen, dass Kinder das sehr gut selbst entscheiden und mit guter Begleitung und passenden Erklärungen auch gut verarbeiten können. Sie geht in den Wartebereich und fragt ihre Tochter, ob sie noch einmal zu ihrer verstorbenen Schwester kommen möchte. Als hätte diese darauf gewartet, läuft sie sofort ans Bett ihrer Schwester. Sie darf die Kleidung aussuchen, in der Elvira beerdigt werden soll – eine neongelbe Hose mit dazu passendem neonfarbenem Oberteil. Die ganze Familie verbringt einige Zeit am Bett von Elvira. Dann bringen wir sie gemeinsam in den Verabschiedungsraum, legen sie in eine Wiege und die Familie kann sich ein letztes Mal von Elvira verabschieden.

SYMPTOMKONTROLLE UND PALLIATIVE CARE

Wenn ein Kind nicht geheilt werden kann und es höchstwahrscheinlich sterben wird, ist es an der Zeit, den Fokus auf eine Behandlung zu richten, die die verbleibende Zeit so angenehm und schmerzfrei wie möglich gestaltet (Palliative Care). Es geht um Symptomkontrolle, Schmerzfreiheit und Wohlbefinden (Comfort Care) und darum, dem sterbenden Kind die Angst und Furcht zu nehmen. Die Therapie wechselt von kurativ (heilend) zu palliativ (lindernd).

Palliative Care hat das Ziel, physische, emotionale, psychische und spirituelle Bedürfnisse von Patienten mit lebenslimitierenden und chronischen Erkrankungen und von Sterbenden zu befriedigen. Therapien werden verändert und angepasst und möglicherweise werden neue Therapien zur Schmerzkontrolle begonnen. Die Vor- und Nachteile von Behandlungen werden abgewogen und vor dem Hintergrund der Schmerz- und Symptomkontrolle gewählt. Leider ist dies nicht immer einfach und muss sehr individuell auf das Kind, die Art der Erkrankung oder Verletzung und die Rahmenbedingungen (im Krankenhaus oder zu Hause) abgestimmt werden. Dieses Austesten und Herantasten kann eventuell etwas Zeit und Geduld benötigen. Dabei kann es auch hilfreich sein, Fachärzte aus dem Bereich Palliative Care zu konsultieren und um Unterstützung zu bitten.

Eines der nützlichsten Schmerzmittel, das in dieser Situation häufig verwendet wird, ist Morphium. Der Einsatz ist jedoch bisweilen negativ behaftet, da es fälschlicherweise als lebensverkürzend gefürchtet wird. Doch ganz im Gegenteil kann durch die erreichte Schmerzfreiheit die Lebensqualität und folglich der Lebenswille gesteigert werden. Es kann durch die Schmerzreduktion zusätzlich eine mögliche Apathie und Bettlägerigkeit reduzieren. Morphium wird manchmal auch zurückhaltend verabreicht, weil man eine Abhängigkeit befürchtet. Dies zu Unrecht – Studien haben bestätigt, dass keine Abhängigkeit auftritt, wenn dieses Medikament zur Schmerztherapie eingesetzt wird.

Wenn man dein Kind nicht mehr retten kann, kann man ihm zumindest seine letzten Tage und Wochen noch so angenehm wie möglich gestalten und ihm einen friedlichen Tod ermöglichen.

STERBEPROZESS

Taufe des sterbenden Kindes

Falls das Kind nicht getauft ist und dies noch gewünscht wird, kann mit dem behandelnden Team gesprochen werden, um eine Taufe auf der PICU durchzuführen. (Nähere Informationen dazu siehe auch im Kapitel *Taufe des Kindes,* S. 129.)

Körperliche Veränderungen im Sterbeprozess

Der folgende Abschnitt beschreibt die körperlichen Veränderungen von Kindern während des Sterbeprozesses. Auch wenn es unvorstellbar erscheint, sich im Vorfeld mit diesem Thema auseinanderzusetzen, zeigen die Rückmeldungen von verwaisten Eltern, wie wichtig und hilfreich es sein kann, darüber informiert und darauf vorbereitet worden zu sein. Manche der folgenden Erklärungen und Beschreibungen wirken kalt und distanziert. Dies ist der sachlichen Information geschuldet. Mein Ziel ist es, die Betroffenen mit schwierigen, aber wichtigen Informationen zu versorgen.

Die folgenden körperlichen Veränderungen während des Sterbeprozesses sind normal und benötigen (größtenteils) keine Behandlung.

KÖRPERLICHE VERÄNDERUNGEN WÄHREND DES STERBEPROZESSES

•• Verlust von Hunger und Durst

Wenn der Stoffwechsel des Kindes langsamer wird, wird auch der Appetit kontinuierlich weniger. Dies verursacht keine Schmerzen, das Kind wird nicht verhungern. Gleiches gilt für den Durst. Oft reichen in den letzten Tagen und Stunden Eiswürfel, ein kleiner Schluck Wasser oder Saft, um den Mund anzufeuchten. Das Verlangen nach Essen oder Trinken kann in den letzten Tagen häufig wechseln. Das ist im Sterbeprozess normal und sollte akzeptiert werden, auch wenn es schwierig scheint. „Unnötig“ zugeführtes Essen und Trinken kann den Körper mehr belasten, als dass es ihm nützlich ist. Der Körper hat den Stoffwechsel heruntergefahren und kann nicht mehr adäquat verdauen und verstoffwechseln. Dies kann Durchfall verursachen und zu Wassereinlagerungen (vor allem in der Lunge) und somit zu Atemproblemen führen. Durch die reduzierte Flüssigkeitsaufnahme wird die Endorphinproduktion im Gehirn gesteigert. Dies lindert Schmerzen.

> *Nötige dein Kind nicht zur Nahrungs- oder Flüssigkeitsaufnahme, wenn es nicht möchte.*

•• Verlust von Körperfunktionen

Müdigkeit und Schwäche nehmen zu, das heißt, das Kind verbringt die meiste Zeit im Bett und schläft viel. Es verliert die Kraft, selbst zu gehen. Später wird es auch die Kontrolle über die Ausscheidung verlieren, sodass es vermutlich eine Windel tragen muss. Für ältere Kinder kann dies sehr unangenehm sein.

> *Sprich mit deinem Kind darüber, dass das in Ordnung ist.*

•• Gewichtsverlust oder Schwellung und Ödeme

Die meisten Kinder verlieren während einer langen Erkrankung viel Gewicht. Manchmal kann es aber auch dazu kommen, dass das Kind „aufgeschwemmt“ und ödematös aussieht, wenn sich Wasser im Gewebe einlagert. In diesem Fall ist es ratsam, Besucher, die das Kind längere Zeit nicht gesehen haben, auf diese Veränderungen vorzubereiten, um ihnen und auch dem Kind eine unangenehme Situation zu ersparen. Diese offensichtlichen Veränderungen können für Eltern und für das sterbende Kind enorm belastend sein.

> *Ruf dir die Schönheit und Einzigartigkeit deines Kindes immer wieder in Erinnerung und hilf deinem Kind dabei, sich so wohl wie möglich zu fühlen, z. B. mit seiner Lieblingskleidung, dem Aufgetragen von Nagellack oder dem Tragen einer Perücke.*

•• Atemprobleme

Je nach Zustand des Kindes verändert sich während des Sterbens die Atmung. Dies verursacht bei den Eltern meist Stress und Angst. Die verlangsamte und oberflächliche Atmung führt zu einem CO_2(Kohlendioxid)-Anstieg im Blut, der wie eine natürliche Narkose oder Betäubung wirkt, das heißt, das Kind leidet nicht an Atemnot. Die Atmung kann teilweise von langen Atempausen unterbrochen sein, welche kurz vor dem Sterben immer länger werden. Dies ist ein natürlicher Vorgang und verursacht keine Schmerzen. Auch eine unregelmäßige Atmung ist möglich – von schnellem Atmen bis zu langen Pausen (Apnoe).

Falls das Kind aufgrund von Ödemen (Wassereinlagerungen) oder Entzündungen der Lunge Atemnot (Dyspnoe) hat, können Medikamente (z. B. Morphium) Erleichterung und Stressreduktion bringen.

Manche Medikamente haben einen schlechten Ruf, sie verkürzten angeblich die Lebenszeit oder beschleunigten den Sterbeprozess. Dies ist jedoch bei angepasster Dosis nicht der Fall. Sie nehmen dem Kind Stress und Angst, nicht aber den Atemantrieb.

Manchmal führen Speichel und Sekret, das das Kind nicht mehr schlucken kann, zu einem Rasselgeräusch beim Atmen, wenn Luft durch dieses Sekret strömt.

Dein Kind nimmt ein Rasselgeräusch beim Atmen nicht mehr bewusst wahr und spürt auch keine Atemnot. Für dich hingegen kann es sich sehr bedrohlich anhören, wenn du nicht darauf vorbereitet bist.

•• Diverse Veränderungen

Je nach Erkrankung des Kindes kann es zu Krämpfen oder zerebralen Krampfanfällen kommen, welche jedoch mit Medikamenten behandelt und unterbrochen werden können.

Die Hautfarbe kann sich aufgrund des verlangsamten Kreislaufes und der dadurch reduzierten Durchblutung verändern – von livide (bläulich) über weiß bis hin zu marmoriert.

Die Augen sind teilweise nur mehr halb geschlossen.

Möglicherweise kommt es zu Blutungen, da die Gerinnung nicht mehr funktioniert.

Das Kind kann teilweise agitiert oder ruhelos wirken. Dies heißt aber nicht unbedingt, dass es Schmerzen oder Stress hat. Sedierende Medikamente können hier für Erleichterung sorgen.

Nähe zum sterbenden Kind

Inmitten all dieser belastenden und erschreckenden Veränderungen hilft es, wenn man dem Kind immer wieder sagt, wie sehr man es liebt und dass es in Sicherheit ist. Man kann dem Kind erklären, was man an ihm so liebt und welche schönen gemeinsamen Erinnerungen immer im Gedächtnis bleiben werden. Das Kind hat, auch wenn es schon in jungen Jahren verstirbt, viele Leben beeinflusst und viel Liebe und Freude bereitet.

> *Sag deinem Kind, dass du stolz auf es bist und dass es immer in deinem Herzen weiterleben wird. Auch wenn du das Gefühl hast, dass es dich nicht hören kann – dein Kind hört dich. Das Gehör ist der Sinn, der bis zuletzt funktioniert.*

Auch kuscheln, ob am Arm oder gemeinsam im Bett, ist möglich, auch mit Tubus und am Beatmungsgerät. Das CO_2 ist bereits erhöht und auch die Hormonausschüttung ist gesteigert, sodass das Kind bei Bewegung oder Manipulation keine Schmerzen empfindet.

Finale Sterbephase

Wenn das Kind verstirbt, werden in der finalen Sterbephase weitere spezifische körperliche Veränderungen sichtbar. Es hilft Eltern, wenn sie sich darüber erkundigt haben und nicht davon überrascht werden.

> *Frag das medizinische Personal nach den spezifischen körperlichen Veränderungen, die dein Kind womöglich durchlaufen wird.*

Übliche Symptome des nahen Todes sind die Einschränkung und das Einstellen der Körperfunktionen, wie Verdauung, Stoffwechsel und Kreislauf. Die Atmung wird langsamer und das Kind schläft die meiste Zeit. Mit der Atmung sinkt auch der Puls. Die Hautfarbe verändert sich zu blass bzw. bläulich marmoriert an den Aufliegeflächen, an Händen, Füßen und Lippen. Die Hände und Füße fühlen sich durch den eingeschränkten Kreislauf kälter an. Möglicherweise verändern sich auch die Pupillen und die Augen des Kindes schließen sich nicht mehr komplett.

Falls das Kind an einer Beatmungsmaschine hängt, kann es sein, dass zuerst das Herz aufhört zu schlagen und dann erst die Beatmungsmaschine abgestellt wird, wodurch die Atmung aussetzt. Möglicherweise nimmt jedoch der Arzt vorher schon das Kind von der Beatmungsmaschine. Damit tritt nach Aussetzen der Atmung der Herzstillstand ein. Egal in welcher Abfolge dies geschieht, das Kind verspürt keine Schmerzen mehr, da Hormone und auch Schmerzmittel dagegenwirken. Man sollte keine Angst haben, dass gerade beschriebene Handlungen oder die Verabreichung von Schmerzmitteln das Leben des Kindes beenden. Die Erkrankung oder Verletzung führt zum Tod des Kindes, die Medikamente lindern lediglich die Schmerzen.

Eltern, die ihr Kind beim Eintreten des Todes gehalten haben, berichten von einem friedlichen, ruhigen Moment.

Dein Kind begleiten

Allein die Vorstellung dieser Situation wird dich zweifeln lassen, dies durchstehen zu können. Doch du kannst es. Deine Liebe zu deinem Kind wird dich tragen. Das Wissen, dass du alles für dein Kind getan hast und die Tatsache, dass du jetzt für dein Kind da bist, es in diesen letzten Minuten voller Liebe begleitest, ist unermesslich wertvoll!

Hör auch auf dein Bauchgefühl und deine Bedürfnisse. Was brauchst du und was denkst du, braucht dein Kind in dieser Situation? Sprich mit deinem Kind, halt es fest, streichle es oder nimm es in den Arm. Sprich mit dem medizinischen Personal, welche medizinischen Geräte und Schläuche noch notwendig und auch, welche Medikamente und welches Monitoring noch sinnvoll sind.

Manchmal kommt es jedoch vor, dass Eltern nicht bei ihrem Kind sein können, wenn es stirbt. Man kann diesen Moment nie genau vorhersagen, da Kinder über Tage und Wochen hindurch sehr stark sein können. Oder aber es tritt eine unerwartete Verschlechterung beim Kind ein und es verstirbt so rasch, dass die Eltern nicht mehr rechtzeitig ihr Kind erreichen. Denn man kann nicht durchgehend bei seinem Kind sein, auch Eltern benötigen Schlaf und hin und wieder etwas Ruhe. Manche Menschen glauben daran, dass Sterbende den Zeitpunkt selbst wählen, in dem sie „loslassen". Möglicherweise hat sich das Kind „bewusst" für einen solchen Moment „entschieden".

Wenn Eltern zum Zeitpunkt des Todes nicht an der Seite ihres Kindes sein konnten, gibt es immer noch die Möglichkeit, das verstorbene Kind in den Arm zu nehmen und sich so von ihm zu verabschieden.

Schuldgefühle

Wenn du nicht bei deinem Kind sein konntest, wenn es verstirbt – aus welchem Grund auch immer –, kann es sein, dass Schuldgefühle bei dir aufkommen. Dies ist normal. Denk bitte daran, dass wir nicht alle Situationen kontrollieren können. Sei nachsichtig mit dir selbst und denk an die schönen und wertvollen Dinge, die du für dein Kind getan hast. Es ist sehr schwierig, aber versuche, dieser Wertschätzung für alles, was du mit deinem Kind und für dein Kind tun konntest, mehr Gewicht zu geben als den Schuldgefühlen für etwas, das man nicht mehr ändern kann. Schöne Erinnerungen helfen dir dabei!

ORGANSPENDE

Der Gedanke an eine Organspende kann schmerzhaft sein, aber auch „sinngebend und beruhigend". Manche Eltern sehen in der Organspende einen Sinn im kurzen Leben ihres Kindes, wenn dadurch jemand anderer weiterleben kann. Es ist sinnvoll, sich im Vorfeld darüber Gedanken zu machen und dies auch mit dem behandelnden Team zu besprechen. Die Organisation und der Ablauf einer Organspende nehmen eine gewisse Zeit in Anspruch. Zu spät angesprochen ist diese Zeit womöglich nicht mehr da. Es gibt Erkrankungen, die ein Ausschlussgrund für eine Organspende sind, z. B. Blutvergiftung oder metastasierende Tumorerkrankungen.

Wenn du dich über eine Organspende informieren willst, sprich mit dem behandelnden Team darüber. Stell in Ruhe deine Fragen und hol Informationen ein. Darüber zu sprechen und Informationen einzuholen, bedeutet nicht automatisch eine Zusage oder ein Commitment. Niemand erwartet irgendetwas von dir!

Wenn eine Organspende eventuell in Betracht gezogen wird, sollte das Team im Vorfeld darüber informiert werden. Wenn man seine Meinung ändert, kann diese Entscheidung auch wieder revidiert werden.

Wenn Ärzte Eltern auf eine mögliche Organspende ansprechen, kann man sich sicher sein, dass das Kind trotzdem weiterhin gut versorgt und jede medizinisch notwendige Therapie durchgeführt wird. Eine solche Frage heißt nicht, dass das Kind nicht mehr therapiert wird, damit es Organe spenden kann. Es heißt lediglich, dass ein gewisser Punkt erreicht ist, an dem klar ist, dass das Kind nicht mehr geheilt werden kann und versterben wird. Es wird weder eine nötige Therapie beendet noch der Sterbeprozess beschleunigt.

In Österreich gibt es bindende Auflagen und Vorschriften für eine Organspende. Vor allem die Diagnose des Hirntodes des Kindes ist Voraussetzung dafür. Der Hirntod stellt den irreversiblen Ausfall der Funktionen des gesamten Gehirnes dar und wird daher medizinisch, ethisch und gesetzlich dem Individualtod eines Menschen gleichgesetzt. Er kann durch eine fixe Abfolge von Untersuchungen zweifelsfrei festgestellt werden. Im Fall einer geplanten Organentnahme werden durch Beatmung und Medikamente die Herz- und Kreislauffunktionen des Kindes künstlich aufrechterhalten.

WUNDER

Wunder sind äußerst selten, aber sie können geschehen. Viele Eltern mit schwerstkranken Kindern auf der PICU hoffen, dass sich die Ärzte bei einer schlechten Prognose irren oder dass vielleicht doch noch ein Wunder geschieht. Ärzte können durchaus falschliegen und ein Kind, dessen Situation hoffnungslos schien, kann möglicherweise überleben. In sehr vereinzelten Fällen überleben todkranke Kinder nicht nur, sondern werden auch wieder ganz gesund, obwohl sie an der Kippe zum Tod standen. Auch Ärzte, Pflegepersonen und medizinisches Fachpersonal mit sehr viel Erfahrung können nie hundertprozentig vorhersagen, was passieren wird. Man sollte nie die Hoffnung aufgeben, denn auch wenn die Überlebenschancen überaus gering sind, sind sie doch meist nicht gleich Null. Wunder geschehen, wenn sie auch sehr, sehr selten sind.

In all den Jahren meiner Erfahrung und Zeit auf der PICU habe ich einzelne solcher Wunder erleben dürfen. Diese Kinder bleiben mir für immer in Erinnerung. Und sie lehren uns auch etwas: Dass wir nie genau wissen, was passieren wird – nie. Es gibt immer wieder Überraschungen, positive Wendungen und ja – auch medizinische Wunder.

Deine eigenen Notizen

Deine eigenen Notizen

TEIL 4

INTENSIV

AUSGANG

Wenn ein Kind auf einer PICU betreut wurde, wird es im Anschluss meist auf eine Überwachungsstation, dann auf die Normalstation verlegt und von dort nach Hause entlassen. So wie es unterschiedliche Ursachen und Gründe gibt, warum das Kind intensivmedizinisch versorgt werden musste, gibt es auch sehr unterschiedliche Wege und Ausgänge, wie ein Kind von der PICU „entlassen" wird. Unterschiedliche Szenarien können die verschiedensten Auswirkungen haben.

Mögliche Szenarien nach einem Aufenthalt auf der PICU

- Das Kind wird völlig gesund, die Krankheit oder die Verletzung konnte therapiert und das Kind geheilt werden.
- Das Kind wird wieder gesund, trägt jedoch körperliche oder seelische Narben davon.
- Das Kind hat die Erkrankung oder Verletzung überlebt, trägt jedoch körperliche (physische) und/oder geistige (neurologische) Langzeitfolgen davon.
- Das Kind hat überlebt, trägt jedoch eine schwere körperliche und/oder geistige Beeinträchtigung davon.
- Das Kind ist an der Erkrankung oder Verletzung verstorben.

NACHWIRKUNGEN

Im hochtechnologischen Umfeld einer PICU richtet sich die Aufmerksamkeit natürlich hauptsächlich auf die Versorgung und Stabilisierung des kritisch kranken Kindes. Im Gegensatz dazu werden die Bedürfnisse der Eltern weniger wahrgenommen. Diese mangelnde Beobachtung der psychischen Belastungen der Eltern und Angehörigen kann längerfristig die Genesung kritisch kranker Kinder negativ beeinflussen und auch Langzeitfolgen für die Eltern mit sich bringen.

Studien zeigen, dass nach einer kritischen Erkrankung Patienten und auch ihre Angehörigen an einem Symptomkomplex leiden können, der auch noch nach der Zeit der Erkrankung anhalten kann. Patient und Angehörige sind von psychischen, kognitiven, aber auch physischen Beeinträchtigungen betroffen. Man spricht hier vom PICS-F – dem Post-Intensive-Care-Syndrom-Family. Diese Erfahrungen können zu weiteren verschiedenen Folgeerkrankungen führen (z. B. PTBS – posttraumatische Belastungsstörung). Ausführliche Informationen über mögliche Folgeerkrankungen finden sich im Anhang.

Doch nicht nur die Belastungen durch extreme Gefühle wie Angst, Stress, Hilflosigkeit oder drohender Tod, sondern auch das Erleben und „Beobachten" von Schmerz, ohne etwas dagegen unternehmen zu können, sind schwer zu verarbeiten.

Zu einer weiteren Herausforderung für Eltern nach einem PICU-Aufenthalt können übergroße Angst und Ängstlichkeit werden. Nichts ist mehr wie vorher, sie sind vorsichtiger, wissen mehr, „sehen" mehr und kennen mögliche Konsequenzen „kleiner Unfälle" und Unachtsamkeiten.

Es kann schwierig sein, dem Leben nach einem Aufenthalt auf der Kinderintensivstation wieder zu vertrauen, seinem Kind wieder mehr Raum zu geben, es wieder Kind sein zu lassen und alle eigenen Ängste, Bilder, Erfahrungen und Gefühle zu verarbeiten.

Wenn du dir nach dem PICU-Aufenthalt schwertust, hol dir Unterstützung zur Verarbeitung dieser Ausnahmesituation – sei es bei anderen betroffenen Familien, beim medizinischen Personal oder auch bei Professionisten wie Psychologen oder Therapeuten.

GENESUNG

Wenn sich das Kind erholt hat und nach Hause entlassen wird, verspürt man neben der großen Erleichterung und Freude vielleicht auch ein wenig Angst und Unsicherheit.

Frag schon im Vorfeld der Entlassung aus dem Krankenhaus beim behandelnden Team nach, worauf ihr euch vorbereiten und einstellen sollt. Sprich auch mit anderen betroffenen Eltern, um Erfahrungen und Tipps auszutauschen. Wenn du zusätzliche Informationen und Unterstützung benötigst, kannst du dich jederzeit an professionelle Helfer aus dem psychologischen oder pädiatrischen Bereich wenden.

Vorbereitung auf zu Hause

Vor der Entlassung aus dem Krankenhaus tauchen verschiedene Fragen und Unsicherheiten auf, wie z. B.:

- Wird sich das Verhalten des Kindes wieder anpassen?
- Kann diese Erkrankung erneut auftreten?
- Wie kann man das Kind beschützen?
- Wie kann man das Kind bei der Verarbeitung seiner Erfahrungen und Erlebnisse unterstützen?
- Was passiert, wenn das Kind erneut krank wird?
- Wie findet man als Familie wieder in ein normales Leben zurück?

Es ist für die Eltern, das Kind und die gesamte Familie eine große Herausforderung, die Erfahrungen und Erlebnisse, die in dieser intensiven Zeit gemacht wurden, zu verarbeiten und wieder Vertrauen in das normale Leben zu finden. Am Weg zurück zur Normalität tauchen immer wieder belastende Gefühle und Ängste auf. Studien belegen, dass ein großer Teil der Intensivpatienten und Angehörigen nach einem Intensivaufenthalt häufig Symptome wie Angst, Stress, Schlaflosigkeit oder Traurigkeit verspürt.

Wieder zu Hause

Wenn dein Kind nach einem Intensivaufenthalt wieder zurück zu Hause ist, frag es, wie es ihm geht, was es fühlt und welche Ängste es hat. Sprich auch offen über deine eigenen Ängste und Gefühle, wie du die Situation erlebt hast und welche Sorgen und Belastungen du empfunden hast oder noch immer empfindest. Wenn dein Kind erzählt, hör offen zu und frag nach, wenn dir etwas unklar ist. Unterstützend und hilfreich ist dabei immer eine offene und ehrliche Kommunikation.

Gehört und mit seinen Gedanken nicht allein gelassen zu werden, gibt Halt und Sicherheit und kann das Kind bei der Verarbeitung des Erlebten unterstützen. Wenn die Belastungen und Ängste aber zu groß sind und die eigenen Bewältigungsstrategien nicht ausreichen, macht es Sinn, sich zusätzliche professionelle Hilfe zu holen, z. B. durch einen Kinderpsychologen aus dem Krankenhaus oder in freier Praxis. Auch Sozialarbeiter aus dem Krankenhaus können hier unterstützen und Kontakte herstellen. Informationen über mögliche Folgen eines Intensivaufenthaltes finden sich im Anhang.

Neben psychischen „Narben" trägt das Kind womöglich auch körperliche Narben davon. Je nach Größe und Lokalisation können sie Schmerzen verursachen, die Beweglichkeit und Mobilität einschränken oder auch ästhetische Konsequenzen mit sich bringen.

Wieder zu Hause

Wenn dein Kind Narben hat, sprich mit ihm über seine Gedanken und Sorgen. Holt euch bei Bedarf Hilfe und Unterstützung für die Versorgung der Narben und eventuell auch im Umgang mit ihnen.

LANGZEITFOLGEN

Wenn ein kritisch krankes Kind die PICU verlassen kann, heißt das leider nicht immer, dass es gesund ist und alles überstanden hat. Manchmal bedeutet dies lediglich, dass die lebensbedrohliche Erkrankung oder der schwere Unfall überlebt wurde. Folgeschäden oder -erkrankungen und Beeinträchtigungen aufgrund dieses Vorfalles können großen Einfluss auf das weitere Leben haben. Das Kind hat die Erkrankung oder den Unfall zwar überlebt, kann aber nie mehr ein Leben wie davor führen. Das Kind und die Eltern müssen sich damit auseinandersetzen, dass manche Zukunftsvorstellungen und -wünsche so nicht mehr umsetzbar und realistisch sind.

Häufig ist für Familien die intensive Zeit nicht vorbei, wenn die PICU verlassen wird. Das heißt, für das schwer kranke oder beeinträchtigte Kind und dessen Familie geht das intensive Leben zu Hause weiter. Wie im Kapitel *Ethik* (siehe S. 131) bereits angesprochen, kann die Versorgung des schwer kranken oder beeinträchtigten Kindes zu Hause sehr fordernd sein und viel Aufwand und Zeit in Anspruch nehmen.

VORBEREITUNGEN FÜR DIE ZEIT ZU HAUSE

Wenn ein Kind in absehbarer Zeit entlassen wird bzw. die PICU verlassen darf, aber noch weitere medizinisch-pflegerische Unterstützung benötigen wird, sollte man früh genug Informationen einholen und Vorbereitungen für zu Hause treffen.

Vorbereitungen für die Zeit zu Hause

- Welche Maßnahmen sind notwendig (medizinisch, pflegerisch und so weiter)?
- Sind spezielle Geräte oder medizinisches Equipment und Hilfsmittel nötig?
- Ist die derzeitige Einschränkung (physisch, psychisch, neurologisch) reversibel oder muss man mit langfristigen oder dauerhaften Folgen rechnen?
- Wer übernimmt die Versorgung (regelmäßig, in Ausnahmefällen, in Notfällen)?
- Gibt es Unterstützungsmöglichkeiten?
- Welche finanziellen Hilfen können beantragt werden?
- Was passiert bei einem Notfall?

Um bei allen Fragen die Zukunft betreffend zu unterstützen, gibt es in jedem Krankenhaus eine Ansprechperson, meist die Überleitungspflege. Sie schreibt Verordnungen für etwaige Hilfsmittel und stellt Kontakte zu Medizintechnikfirmen her. Firmen, die medizinische Geräte für zu Hause anbieten, haben immer eine 24-Stunden-Notfallnummer.

So wie anfangs die Hightech-Medizin auf der PICU bedrohlich und einschüchternd auf Eltern wirkt, so kann es auch irritierend und belastend sein, einige dieser Geräte und Materialien zu Hause zu haben. Doch genauso wie man sich nach einer kurzen Orientierungsphase im Krankenhaus an die Umstände, Geräte, Kabel und Schläuche angepasst hat, wird man sich auch zu Hause mit der neuen Situation zurechtfinden. Außerdem kann zusätzlich ein mobiles Pflegeteam in die Versorgung und zur Entlastung involviert werden.

Aus meiner Sicht als Kinderintensivschwester und mobile Kinderkrankenschwester mit jahrelanger Erfahrung machen das alle betroffenen Eltern und Familien ausgesprochen kompetent. Nach der Umstellung vom Krankenhaus in die familiäre Umgebung übernehmen die Eltern die Versorgung mit einer beeindruckenden Sicherheit. Im gewohnten Umfeld, mit einer neu entwickelten Tagesstruktur und wertvoller Hilfe durch die (Groß-)Familie kann hier eine kompetente und liebevolle Versorgung geleistet werden.

Doch man darf den Stress durch die ständige Belastung einer solchen Situation nicht unterschätzen! Familien, die ein beeinträchtigtes Kind zu Hause versorgen, stellen häufig eigene Bedürfnisse weit hinten an. Eine Unterstützung und Entlastung dieser Familien muss unbedingt gewährleistet sein.

Achte bei der Pflege zu Hause auch auf dich!

Wenn du dein Kind zu Hause pflegst, ist es wirklich sehr wichtig, dass du bewusst auch auf deine eigenen Kräfte schaust:

- *Sorge für Erholungsphasen*
- *Mach, was dir guttut*
- *Nimm Hilfe an (auch finanzieller Natur)*
- *Sprich über Belastungen und Sorgen*
- *Fordere Hilfe und Unterstützung ein, wenn es dir zu viel wird!*

Es ist unglaublich wertvoll, was du leistest, aber auch enorm belastend und kräftezehrend. Achte nicht nur gut auf dein Kind, sondern auch auf dich!

Bei Fragen, Unklarheiten und Problemen ist es auch hier sehr wichtig, diese zu kommunizieren. Je nachdem, welcher Bereich der Versorgung betroffen ist, kann man sich an einen Sozialarbeiter, die mobile Pflegekraft, das technische Personal der verschiedenen Geräte oder auch das medizinisch-pflegerische Personal des betreuenden Krankenhauses wenden. Anfangs wird die Koordination von allem noch etwas aufwendig und schwierig sein, aber das spielt sich normalerweise bei guter Zusammenarbeit rasch ein.

Auch Selbsthilfegruppen und Gespräche mit erfahrenen Eltern sind eine hilfreiche Ressource, nicht nur in organisatorischen und bürokratischen Belangen, sondern auch auf der praktischen und menschlichen Ebene. Tipps und Tricks aus der Praxis, wie spezielle Herausforderungen und Probleme zu Hause gelöst oder belastende Situationen gut be- und verarbeitet werden können, sorgen für Entlastung. Der Austausch mit „Gleichgestellten" deckt auf jeden Fall Bereiche ab, in die Ärzte und das Pflegepersonal keinen Einblick haben, da sie keine 24-Stunden-Versorgung zu Hause durchführen.

Für „neu betroffene" Eltern ist es wichtig, vor allem zu Beginn Unterstützung im „Dschungel" der Anträge, bürokratischen Wege und Behörden zu erhalten. Hierbei können Sozialarbeiter, Informationsbroschüren der Länder, Selbsthilfegruppen oder Ähnliches weiterhelfen. Links und Adressen dazu finden sich auf meiner Website.

REHABILITATION

Der lange Intensivaufenthalt, körperliche oder neurologische (geistige) Folgen bzw. Einschränkungen aufgrund der Verletzung oder Erkrankung können es notwendig machen, dass das Kind zur Rehabilitation muss. Meist wird die Reha direkt im Anschluss an den Krankenhausaufenthalt geplant. Je nach Erkrankung oder Verletzung wird vom Krankenhaus die passende Reha-Einrichtung, die auf die Bedürfnisse des Kindes spezialisiert ist, kontaktiert. Abhängig von Möglichkeiten und Erfolgen kann ein solcher Reha-Aufenthalt Wochen bis Monate (in speziellen Fällen sogar ein Jahr) dauern. Natürlich kann ein Elternteil während dieser Zeit mitaufgenommen werden. Genaue organisatorische Vorgaben und Regelungen variieren jedoch von Einrichtung zu Einrichtung. Reha-Aufenthalte können auch wiederholt werden. Meist wird eine Reha pro Jahr bewilligt, dies hängt von verschiedenen Faktoren ab.

Wenn dein Kind eine Rehabilitation benötigt, kläre bereits im Vorfeld für dich wichtige Fragen direkt bei der zuständigen Gesundheitskasse oder mit der Reha-Einrichtung ab.

Zurück ins Leben

Karin wurde am Zebrastreifen von einem Auto angefahren und schwer verletzt, sie kommt zu uns auf die PICU. Anfangs stehen ihre Chancen sehr schlecht, wir wissen nicht, ob sie ihre massive Kopfverletzung überleben wird und wenn ja, mit welchen Folgeschäden. Ihre Eltern sind immer an ihrer Seite, bangen um ihr Überleben. Sie hat mit vielen Komplikationen und Rückschlägen zu kämpfen, doch ganz langsam zeigt sich eine Tendenz Richtung Stabilisierung. Die Medikamente können reduziert und die Geräte pausiert werden. Karin wird zunehmend wacher und zur Überraschung aller nimmt sie ihre Umwelt wahr. Sie folgt Anweisungen ihrer Eltern und der Therapeuten, gewinnt immer mehr ihre Körperkontrolle zurück. Nach langer Zeit beginnt sie sogar wieder zu sprechen, anfangs einsilbig, dann bald in zusammenhängenden Sätzen. Karin wird so rasch wie möglich auf Früh-Reha geschickt und als sie uns gehend mit einem Lächeln auf der PICU besucht, können wir es kaum glauben. Es gleicht einem Wunder, dass Karin nach dieser schweren Kopfverletzung wieder gehen und sprechen kann und sogar schon wieder zur Schule geht. Ihre Eltern bedanken sich bei uns mit einer innigen Umarmung.

NACH DEM TOD DES KINDES

Leider passiert auch manchmal das Schlimmste, das man sich vorstellen kann – das Kind verstirbt auf der PICU. Wie im Kapitel *End-of-Life-Care, Sterben und Tod* (siehe S. 129) bereits angesprochen, kommt es vor, dass das Kind nicht mehr geheilt werden kann und man sich auf den bevorstehenden Abschied und Tod „vorbereiten“ konnte. Manche Eltern können dies als friedlich empfinden.

Mitunter verstirbt das Kind aber unerwartet und sehr plötzlich. In diesem Fall trifft einen der Tod des Kindes völlig unvorbereitet. Diese Situation stellt daher ein katastrophales Ereignis dar und führt einen an die Grenzen der Belastbarkeit. Dieser Unterschied im Erleben kann den späteren Umgang mit dieser Situation und die Verarbeitung des Todes des Kindes stark beeinflussen.

Die Gefühle und Gedanken der Eltern können, wie im Kapitel *Auswirkungen der Ausnahmesituation* (siehe S. 51) bereits ausführlich beschrieben, erneut von Gefühlsüberflutung bis Gefühlskälte, von Gedankenkarussell bis Konzentrationsschwierigkeiten schwanken und variieren. Im Anhang wird detaillierter auf Gefühle und Reaktionen in einer Krisensituation eingegangen.

Der Tod eines Kindes hat gravierende Auswirkungen auf das familiäre System. Ein Bild von einem freihängenden Mobile kann diese Auswirkungen veranschaulichen: Schneidet man einen Teil davon ab, gerät das Mobile ins Wanken und wackelt. Genauso geht es den betroffenen Familien in einer solchen Situation. Erst nach einer gewissen Zeit und mit viel Geduld wird sich das Familien-Mobile wieder einpendeln, eine neue Balance finden und eine neue Stabilität kann sich entwickeln.

Nach dem Tod eines Kindes verändert sich das Leben für die Hinterbliebenen. Nichts ist mehr so, wie es vor dem Schicksalsschlag war und die Trauer wird ein Teil von ihnen werden. Aber man kann das schaffen und weiterleben. Es gibt Wege und Möglichkeiten, wie man wieder Freude, Zufriedenheit und Glück empfinden kann. Hilfreich bei der Verarbeitung ist ein bewusster Umgang mit den eigenen Gefühlen und Bedürfnissen. Auch eine offene und klare Auseinandersetzung mit der Verabschiedung und dem Trauerprozess sind förderlich und wichtig. Ob dies aktiv oder passiv, im sozialen Umfeld oder mit sich allein geschieht, hängt von den Bedürfnissen und vom Charakter der Betroffenen ab. Wesentlich ist jedoch, Gefühle, Ängste, Sorgen und Gedanken nicht zu ignorieren oder beiseitezuschieben.

VERABSCHIEDUNG

Auch nach dem Tod eines Kindes kann man noch etwas Gutes für sein Kind und auch für sich selbst tun, sofern man das möchte. Man hat im Krankenhaus die Möglichkeit, sein Kind zu waschen oder zu baden und ihm eigene Kleidung anzuziehen. Man kann als Andenken Hand- und Fußabdrücke machen, mit Farbe oder in Salzteig (eventuell auch für Schmuck oder ein Tattoo) oder Fotos vom und mit dem Kind machen oder machen lassen. Die Organisation „Dein Sternenkind" bietet das Erstellen von kostenlosen Erinnerungsfotos als Geschenk für Eltern an (weitere Infos: www.dein sternenkind.eu).

Überlege dir früh genug, ob du Andenken an dein Kind schaffen möchtest. Die Bilder und Erinnerungen musst du dir nicht sofort ansehen, aber sie werden da sein, wenn du bereit dazu bist. Sie können dir in deinem Trauerprozess eine wertvolle Stütze und für immer eine greifbare Erinnerung an dein geliebtes Kind sein.

Man kann nach dem Ableben noch Zeit mit seinem Kind verbringen, es halten, mit ihm kuscheln und ihm noch alles sagen, was man ihm mitgeben möchte. Auch die Großeltern, Geschwister und wichtige Personen können meist (je nach stationsspezifischen Regelungen und Vorgaben) noch dazukommen. Alle können sich gemeinsam vom Kind verabschieden.

Frag nach Hilfe und Unterstützung durch das medizinisch-pflegerische Personal und äußere deine Wünsche und Bedürfnisse. Vieles klingt in deiner Fantasie vielleicht nicht machbar oder unpassend, kann im Gespräch mit professionellen Helfern jedoch leicht umgesetzt werden, wie z. B. eine Haarlocke abschneiden, die Fingernägel schneiden, einen noch wichtigen Besuch organisieren, noch Zeit allein verbringen oder Ähnliches. Hab keine Angst oder Hemmungen auszusprechen, was dich bewegt und beschäftigt und was dir noch wichtig ist!

Zusammenhalt

Valerie verstirbt nach einem tragischen Unfall. Trotz rechtzeitiger Reanimationsmaßnahmen kann ihr Leben nicht gerettet werden. Sie kommt bereits verstorben auf die PICU, wir übernehmen die Betreuung der Eltern. Diese kommen kurz nach dem Hubschrauber im Krankenhaus an, Valerie liegt bereits angezogen und versorgt in einem großen Bett.

Als ihre Eltern das Zimmer betreten, realisieren sie augenblicklich, was passiert ist – Valerie hat es nicht geschafft, sie ist tot. Massive Gefühle des Schocks, der Verzweiflung und der Panik überkommen ihre Eltern. Sie knien am Bett nieder und flehen, dass das nur ein Traum sein möge. Ich gebe ihnen Valerie in den Arm und sie kuscheln sich eng an sie, ihre Mutter spricht leise mit ihr.

Nach einiger Zeit informiert die Mutter die Angehörigen und bittet sie, zu ihnen ins Krankenhaus zu kommen. Der familiäre Zusammenhalt und ihre Verbundenheit untereinander ist spürbar. Sie gehen achtsam miteinander um und es werden noch viele Andenken mit Valerie gemacht. Die beiden Geschwister kuscheln noch mit ihr und es werden viele Geschichten von und über Valerie erzählt. Alle singen ihr Lieblingslied. Alle Familienmitglieder bleiben, so lange es für sie wichtig ist, verabschieden sich dann von Valerie und gehen nach Hause. Eine weitere Verabschiedungsmöglichkeit im Haus wird ihnen angeboten und ein Folder für verwaiste Eltern mitgegeben, der wichtige Informationen über Organisatorisches der nächsten Tage wie auch über Reaktionen enthält.

Wenn ein Kind im Krankenhaus verstorben ist und man ohne sein Kind nach Hause fahren muss, ist dies sehr schmerzhaft. Krankenhäuser bieten in diesem Fall die Möglichkeit einer Verabschiedung für die Familie und weitere Angehörige in den nächsten Tagen im Krankenhaus an. Im Bedarfsfall kann das Stationspersonal Informationen dazu weitergeben.

Weiters gibt es in Österreich die Möglichkeit, das verstorbene Kind noch einmal nach Hause bringen zu lassen, um sich im Rahmen der Familie verabschieden zu können. Falls ein Kind noch nie zu Hause war, kann man es einmal in sein Bettchen legen oder einfach gemeinsam im familiären Umfeld noch Zeit mit dem Kind verbringen.

Wenn dein Kind gestorben ist und du es noch zu Hause verabschieden möchtest, wende dich an einen Bestatter deines Vertrauens. Besprich deine Wünsche und Bedürfnisse und frag, wie diese umgesetzt werden könnten.

OBDUKTION UND MEDIZINISCHE FRAGEN

Sollte die Todesursache des Kindes unklar sein, ist es möglich, noch offene Fragen durch eine Obduktion zu klären. Viele Eltern schrecken bei dem Gedanken an eine Obduktion zurück, doch es gibt immer wieder Eltern, die rückblickend Antworten erhalten hätten. Auch wenn bereits Untersuchungen und Befunde zu Lebzeiten gemacht wurden, wird bei circa einem Viertel aller Obduktionen etwas Unerwartetes bzw. „Verstecktes“ gefunden.

Nicht nur für die Eltern, auch für Geschwisterkinder oder Verwandte könnten die bei einer Obduktion gefundenen Ergebnisse bezüglich einer Erkrankung hilfreich sein. Wenn Ärzte nach dem Wunsch nach einer Obduktion fragen, sollte diese Möglichkeit für die Zukunft bedacht werden. Auch wenn der Gedanke daran schmerzt, das Kind spürt diesen Eingriff nicht mehr und eine Obduktion wird mit viel Respekt und Achtsamkeit durchgeführt.

Falls es medizinische Fragen gibt und du deshalb einer Obduktion zustimmst, vereinbare gleich einen anschließenden Termin mit dem Ärzteteam, um die Ergebnisse zu besprechen.

Wenn im Trauerprozess oder auch später Fragen bezüglich der Erkrankung des Kindes, der Therapie und etwaiger Entscheidungen auftauchen oder auch wenn Zweifel auftreten, kann man das Fachpersonal im Krankenhaus kontaktieren und um ein Gespräch bitten. Auch wenn dies in dieser Situation unmöglich scheint, aber so kann man Frieden finden. Denn wenn Zweifel und Fragen nicht beantwortet und beseitigt sind, ist der Weg, Frieden zu finden und seine Trauer verarbeiten zu können, meist langwierig und schwierig.

Wenn du nach dem Tod deines Kindes Zweifel und Fragen zur Krankheit oder Verletzung deines Kindes hast, die dir keine Ruhe lassen, sprich darüber. Antworten können deinen Verlust nicht mindern, aber sie können helfen, damit leben zu lernen. Dein Kind würde dir das wünschen.

BESTATTUNG

Wenn man sich bereits im Vorfeld Gedanken über etwaige Wünsche, Bedürfnisse und Vorstellungen zu einer Bestattung macht, kann man, sofern die Situation wirklich eintritt, ruhiger und bewusster die wichtigsten Entscheidungen treffen und so ein würdevolles Begräbnis für sein Kind gestalten.

Es gibt eine Vielzahl an Möglichkeiten, um sich von seinem Kind ein letztes Mal zu verabschieden. Je nach Alter des Kindes bzw. des Freundeskreises kann man auch Freunde und Schulkollegen an der Gestaltung mitwirken lassen. Dies kann eine große Hilfe bei der Verarbeitung des Verlustes und im Trauerprozess darstellen. Der Kreativität sind keine Grenzen gesetzt, um das Leben und die Persönlichkeit des Kindes widerzuspiegeln. Man könnte Foto-Collagen ausstellen, schöne Texte und Musik auswählen oder einen besonderen Sarg aussuchen.

Wenn du die Verabschiedung von deinem Kind planst, rede mit Freunden und deiner Familie darüber und lass dich von einem Bestatter beraten, der bereits Kinderbestattungen abgehalten hat. Wenn dein Kind bereits ahnt oder sogar weiß, dass es sterben wird, sei offen für ein Gespräch über seine Wünsche für die Bestattung. Kinder können, wenn man ihnen die Möglichkeit und den Rahmen gibt, sehr kreativ sein und uns Erwachsene zum Staunen bringen.

Der Gedanke an die Bestattung des eigenen Kindes ist sehr schmerzhaft und scheint zunächst noch unvorstellbar. Eine schöne Verabschiedungsfeier kann aber eine ganz besondere Verbindung zwischen den Eltern und dem Kind schaffen und hilfreich im Trauerprozess sein. Auch Geschwisterkinder sollten aktiv in die Vorbereitungen eingebunden werden. Studien zeigen, dass dies eine große Hilfe bei der Verarbeitung des Verlustes und im Trauerprozess ist. Ob sie etwas gestalten oder basteln, einen Text oder ein Lied auswählen oder einen Brief oder Text schreiben (den sie eventuell sogar vorlesen) – alles ist möglich.

Fühlt man sich mit dem Planen der Verabschiedungsfeier überfordert, sollte man unbedingt um Unterstützung durch professionelle Helfer, einen Bestatter, die Familie oder Freunde bitten.

Du musst die Planung und Durchführung der Verabschiedung deines Kindes nicht allein bewältigen!

Auch Fragen von Freunden und Geschwisterkindern können in dieser Situation aufkommen. Man sollte den Kindern unbedingt die Möglichkeit geben, darüber zu sprechen und sich auszutauschen, wenn nötig mit professioneller Unterstützung. Je nach Alter haben Kinder verschiedene Vorstellungen vom Tod (siehe Kapitel *Todesverständnis bei Kindern,* S. 155). Professionell ausgebildete Trauerbegleiter können dem Alter entsprechend auf diese Fragen eingehen und den Kindern passende Antworten geben. Oft sind auch Bücher, die sich dem Alter entsprechend mit dem Tod auseinandersetzen, eine hilfreiche Unterstützung. Literatur dazu findet sich auf meiner Website.

In den Tagen nach dem Tod des Kindes werden die Eltern mit einer Fülle an Emotionen und Gefühlen konfrontiert. Zusätzlich müssen sie wichtige Entscheidungen für die Verabschiedung und die Bestattung des Kindes treffen. Viele Verwandte und Freunde werden in dieser Zeit für einen da sein – manche sind hilfreicher und unterstützender als andere. Manche Vorschläge und Ratschläge sind gut gemeint, doch wenn sie nicht den eigenen Vorstellungen entsprechen, darf man sich klar davon distanzieren. Jetzt ist nicht der Zeitpunkt, um es anderen recht zu machen! Man sollte zur Unterstützung die Menschen einladen, die einen in seinen Wünschen und Bedürfnissen bestärken und man darf klar nein sagen zu Menschen, die einem in dieser Situation nicht behilflich sind.

Du darfst die Verabschiedung von deinem Kind ganz nach deinen Wünschen und Bedürfnissen gestalten. Es ist dein Kind und du entscheidest.

Andenken

Michael verbringt sein ganzes kurzes Leben auf der PICU. Er wird im Krankenhaus geboren und stirbt auch im Krankenhaus. Seine Eltern verbringen die zehn Monate an seiner Seite. Während der PICU-Zeit entstehen viele intensive und wertvolle Begegnungen, besondere Verbindungen und freundschaftliche Beziehungen zwischen den Eltern und dem Intensivpersonal. Als Michael stirbt, bitten seine Eltern eine Kollegin und mich darum, seine Trauerrede zu halten: „Ihr kennt ihn doch am besten! Ihr könnt der restlichen Familie von Michael erzählen!" Wir sagen zu. Es ist für mich und meine Kollegin eine Herausforderung, die wir jedoch sehr gerne für Michael und seine Familie annehmen.

Die Verabschiedung ist sehr schön gestaltet, der Raum spiegelt wider, wer Michael war, was er erlebt und wie er gelebt hat. Seine Eltern zeigen Bilder von seinem Leben, viele kreativ gestaltete Erinnerungen mit Fotos von der Intensivstation, die auch schon sein Bett geziert haben, sind angebracht. Sie geben einen Einblick in sein Leben und zeigen sein einmaliges, strahlendes Lachen. Die Wimpelkette, die schon auf der PICU an seinem Bett angebracht war, hängt an seinem kleinen Sarg, sein heißgeliebter Schnulli wird ihm mitgegeben. Es ist spürbar, dass Michael sehr geliebt wurde und viele Herzen berührt hat.

Sonnenblumen

Monira bekommt die Diagnose Hirntumor, da ist sie erst neun Monate alt. Kurz nach Diagnosestellung wird klar, dass es keine kurative Behandlung für Monira gibt und sie versterben wird. Die Therapie wird beendet und Monira mit ausreichend Schmerzmittel versorgt. Ihre Eltern und ihr großer Bruder sind bei ihr, als sie friedlich verstirbt.

Das PICU-Team folgt der Einladung zur Verabschiedung und gestaltet dafür eine sonnengelbe Karte, das ist die Lieblingsfarbe ihrer Eltern: Die Sonne steht für Monira und ihr Strahlen! Zum Begräbnis kommen viele Angehörige und Freunde, um Moniras Familie auf diesem schweren Weg zu stützen, jeder mit einer gelben Blume. Es entsteht ein Meer aus sonnengelben Blumen für Monira und ihre Familie.

Charmeur

Leron verstirbt nach langer, schwerer Krankheit im Beisein seiner Eltern und seiner kleinen Schwester, die er so sehnlich erwartet hat vor seinem Tod auf der PICU. Das Team wird zur Verabschiedung von Leron eingeladen und gestaltet dafür eine „Grabbeigabe", die ganz besonders an Leron erinnert und allen ein Lächeln auf die Lippen zaubert: „Eiskaltes Wasser mit ganz viel Eiswürfeln und Zitrone!" Nur Leron konnte diesen Satz mit so viel Charme und Überredungskunst aussprechen, sodass niemand widerstehen konnte und ihm das Wasser brachte.

TRAUERBEWÄLTIGUNG

Trauer entsteht, wenn man eine geliebte Person verliert oder von einem Haustier, von liebgewordenen Dingen oder Lebensumständen Abschied nehmen muss. Das ist eine normale Reaktion auf bedeutsame Verluste bzw. einschneidende Veränderungen, welche das seelische Gleichgewicht beeinflussen können. Diese angeborene Bewältigungsstrategie umfasst den Menschen ganzheitlich (leiblich, psychisch, sozial, spirituell, biografisch, kulturell) und ist ein Wechselspiel zwischen Individuum und Umfeld. Unter besonderen Umständen (z. B. in Kombination mit einem potenziell traumatischen Ereignis wie dem Tod eines Kindes) kann sie sich zu einer erschwerten, komplizierten oder traumatischen Trauer entwickeln.

Bei der Bewältigung von Trauer hilft es sehr, seine eigene Trauer aktiv zu gestalten und auf seine eigene individuelle Weise auszudrücken.

Die Kenntnis von Trauermodellen und -konzepten kann dir dabei helfen, deinen individuellen Trauerprozess zu verstehen. Damit kannst du dich besser zurechtfinden und die für dich passenden Bewältigungsstrategien finden.

TRAUERMODELLE

Trauer ist ein sehr individueller Verarbeitungsprozess, der in Intensität, Dauer und Qualität stark variieren kann. Der Prozess folgt keinem Schema, aber es gibt häufig typische Muster.

Wie ein Trauerprozess verlaufen kann, wird in unterschiedlichen Trauermodellen aufgezeigt. Die aktuelle Trauerforschung geht davon aus, dass Trauer ein aktiver Prozess ist. Trauer wird nicht mehr als starres Phasen- oder Stufenmodell gesehen, sondern es wird davon ausgegangen, dass verschiedene Gefühle und Verhaltensweisen auf dem Weg, der wie eine Spirale, ein Labyrinth oder eine Pendelbewegung dynamisch verläuft, immer wieder erlebt und durchlebt und dabei Traueraufgaben erledigt werden. Die einzelnen Traueraufgaben werden nicht nacheinander „abgearbeitet", sie sind miteinander verknüpft und können sich auch wiederholen. Erkenntnisse aus einer Aufgabe haben Auswirkungen auf die anderen.

William Worden unterteilt den Trauerprozess in vier Traueraufgaben (Worden, 2018):

- Den Verlust als Realität akzeptieren
- Den Schmerz verarbeiten
- Sich an eine Welt ohne die verstorbene Person anpassen (extern, intern, spirituell)
- Eine dauerhafte Verbindung zu der verstorbenen Person inmitten des Aufbruchs in ein neues Leben finden

Das LAVIA Lebensweg- und Trauermodell von Mechthild Schroeter-Rupieper basiert auf dem Aufgabenmodell nach Worden und bietet Hilfe zur Selbsthilfe bei der Trauerarbeit. Die Familientrauerbegleiterin sagt: „Trauer ist eine Fähigkeit, mit der wir Leid überwinden können." Ihr Blickwinkel orientiert sich am durch den Verlust veränderten Familienalltag und bezieht Unterstützungsmöglichkeiten im sozialen Umfeld ein. Trauer wird als Teil des Lebens verstanden.

Konkret wird in der Familie geschaut, wie man sich ansonsten in Krisensituationen verhält, welche Rituale es gibt, wie man miteinander umgeht und was „familientypisch" ist, um so in der Trauer bekannte Rituale und eigene Umgangsformen nutzen zu können. Das Modell bietet eine Reihe von Bildern mit Symbolen und Farben, mithilfe derer Betroffene leichter zur Sprache bringen können, was sie in ihrer Trauer beschäftigt. Sie lernen, Fragen zu stellen und nach eigenen Antwortmöglichkeiten zu suchen. (Schroeter-Rupieper, 2022)

Auch Chris Paul präsentiert in ihrem „Trauerkaleidoskop“ diesen neuen Ansatz. Sie geht davon aus, dass die sechs verschiedenen Facetten des Trauerprozesses von Anfang an alle gleichzeitig präsent sind bzw. sein können und sich immer wieder neu mischen und gewichten, wie die Teile eines Kaleidoskops. Zur visuellen Darstellung des Trauerkaleidoskops hat sie den jeweiligen Facetten eine Farbe zugewiesen (Paul, 2021):

- Überleben – Orange
- Wirklichkeit begreifen – Dunkelgrau
- Gefühle – kräftiges Rosa
- Sich anpassen – Grün
- Verbunden bleiben – leuchtendes Gelb
- Einordnen – Blau

Ruthmarijke Smeding misst in ihrem Modell „Gezeiten der Trauer“ der ersten Zeit nach dem Versterben große Bedeutung zu. „Schleusenzeit“ nennt sie die Tage vom Todeszeitpunkt bis zur Bestattung – die letzte gemeinsame Zeit, in welcher die Hinterbliebenen die Möglichkeit haben, aktiv Abschied zu nehmen. In dieser Zeit ist das verstorbene Kind noch fassbar und begreifbar vorhanden. Diese besondere Zeit soll laut Smeding nicht einfach nur abgewartet, sondern gelebt werden. Das Abschiednehmen steht im Vordergrund und kann im folgenden Trauerprozess sehr unterstützend sein. (Smeding & Heitkönig-Wilp, 2014)

Neben den angesprochenen allgemeinen Trauermodellen gibt es auch konzeptionelle Modelle, die sich speziell mit der Trauer von Eltern nach dem Tod eines Kindes beschäftigen. Hier werden die Trauernden nicht isoliert, sondern in ihre Umwelt eingebunden betrachtet.

Das Rahmenmodell elterlichen Trauerverhaltens von Riches und Dawson geht davon aus, dass die elterliche Trauer Gegenstand kultureller Konstruktionen ist. Es beschreibt vier typische Orientierungen im Trauerverhalten verwaister Eltern, die eine Kombination von inneren Überzeugungen der Eltern und diesen von außen entgegengebrachter Zuneigung sind. Ziel ist, die durch den Verlust beschädigte Identität mit den verfügbaren Ressourcen an sozialer Unterstützung und kulturellen Überzeugungen zu versöhnen. (Riches & Dawson, 1997)

Das Modell elterlicher Trauerbewältigung von Klass geht davon aus, dass sich die Erinnerung an das Kind sowohl in Gedanken und Gefühlen der Eltern als auch in Bezug auf ihre Umwelt im Laufe des Trauerprozesses in der Gruppe verändert. Ein erfolgreich verlaufender Trauerprozess hat nicht die endgültige Trennung vom verstorbenen Kind zum Ziel, sondern seine Einbindung in neuer Form in das psychische und soziale Leben der Eltern. (Klass, 1997)

Weiters geht man heutzutage davon aus, dass auch nach erfolgreicher Trauerarbeit eine Resttrauer bleibt (Schmerz bei der Erinnerung an die verstorbene Person), die als völlig normal zu werten ist. Die Orientierung am Leben ohne den verstorbenen Angehörigen gehört mit zu den wichtigsten Aufgaben der Trauerarbeit.

Vielleicht hilft dir die Auseinandersetzung mit dem für dich passenden Trauermodell, um deine Gefühle, Gedanken, die Herausforderungen und Belastungen zu verstehen und so besser damit umgehen zu können. Nimm dir ausreichend Zeit, um in dich hineinzufühlen, zu spüren, was für dich jetzt Unterstützung ist, was du möchtest und brauchst.

INDIVIDUELLER UMGANG MIT TRAUER

Trauer verläuft sehr individuell und mit vielen verschiedenen Gefühlen. Es gibt viele hilfreiche Bücher dazu, die auf meiner Website aufgelistet sind.

Wenn du in Trauer bist und nähere Informationen benötigst oder professionelle Unterstützung wünschst, wende dich an eine professionelle Trauerbegleitung oder Selbsthilfegruppe. Informationen dazu findest du auf meiner Website.

In den ersten Tagen nach dem Tod des Kindes werden die Eltern üblicherweise von Gefühlen wie Taubheit, Überforderung und tiefem Schmerz überrollt. Viele Entscheidungen sind zu treffen und hoffentlich hat man viele Familienmitglieder und Freunde um sich, die durch die erste schwere Zeit helfen. Normalerweise wird man anfangs viele Anrufe und Besuche erhalten, doch mit der Zeit werden

Freunde und Familienmitglieder wieder in ihren Alltag zurückkehren. Meist geschieht dies, noch bevor man eine „neue“ Routine für sich gefunden hat.

Fühlt man sich allein oder weiß nicht, wie man damit umgehen soll, ist es ratsam, sich Unterstützung von professionellen Helfern zu holen, denn: Trauer ist Arbeit! Man kann sich sehr erschöpft und ausgelaugt fühlen. Emotionen wie Traurigkeit, Wut, Einsamkeit, Angst und Schuldgefühle kommen in Wellen und man fühlt sich möglicherweise „ver-rückt“. Diese Achterbahn der Gefühle ist eine normale Reaktion auf eine nicht-normale Situation und bedeutet nur, dass man aus der Spur geworfen wurde und es Zeit braucht, bis man wieder Klarheit und Stabilität erlangt.

Gib dir in deiner Trauer Zeit. Es geht nicht darum, dein Kind zu vergessen. Es geht darum, den Verlust deines geliebten Kindes in dein Leben zu integrieren und einen neuen Platz für dein Kind zu finden. Sei achtsam und rücksichtsvoll mit dir selbst. Lass deine Trauer zu, sprich darüber. Du weißt selbst am besten, was dir guttut und wer dir dabei helfen kann.

Der Partner und die Geschwisterkinder gehen möglicherweise sehr unterschiedlich mit diesem unglaublichen Verlust um. Kinder trauern in der Regel punktuell, also in sehr abgegrenzten Zeitabschnitten. Sie würden ständige Trauer physiologisch nicht aushalten. Sie lassen immer nur so viel zu, wie sie bewältigen können. Der Umgang mit diesem Gefühlswechsel zwischen Traurigkeit und Fröhlichkeit, der rasche Wechsel zwischen Konfrontation und Ablenkung, ist für Erwachsene oft nicht nachvollziehbar und daher verunsichernd. Es ist jedoch wichtig, dafür Verständnis zu zeigen. Für Geschwisterkinder gibt es ebenfalls die Möglichkeit einer Selbsthilfegruppe – weitere Informationen dazu finden sich auf meiner Website.

Jeder trauert anders. Sprecht in der Familie miteinander über eure Wünsche und Bedürfnisse und gebt euch Zeit und Raum für eure individuelle Trauer.

Ein Todesfall, ganz besonders, wenn es sich um ein Kind handelt, löst auch im Umfeld der verwaisten Eltern tiefe Betroffenheit, Unsicherheit und Angst aus.

Alle sind geschockt, hilflos und sprachlos. Tod und Trauer im Umfeld triggert auch bei ihnen und konfrontiert sie mit eigenen Verlusterfahrungen. Diese Unsicherheiten führen fallweise zu fragwürdigen Verhaltensweisen von Familienangehörigen, Freunden, Nachbarn oder Arbeitskollegen bzw. Vorgesetzten, die bei den betroffenen Eltern zurecht Unverständnis, Enttäuschung, Irritation, Wut und Einsamkeit auslösen. Sie werden nicht selten mit unempathischem Verhalten oder empathielosen Äußerungen konfrontiert, hören immer wieder die gleichen verletzenden Floskeln und Aussagen, werden häufig nach sehr kurzer Zeit bereits gebeten, wieder in die „Normalität" zurückzukehren, werden in ihrer Trauer und im Umgang mit ihrem Verlust bewertet oder teilweise sogar gemieden, es wird das Thema gewechselt, wenn sie den Raum betreten oder sie erleben ähnliche Situationen. Dies kann dazu führen, dass man sich nach dem Verlust des Kindes sehr einsam fühlt und durch diese Verletzungen auch Kontakte abbricht und sich zurückzieht.

Leider zeigt die Realität, dass verwaiste Eltern nicht selten mit solchen Situationen konfrontiert sind. Dieses gesellschaftliche Tabu gehört dringend gebrochen!

Wenn du fragwürdigen Verhaltensweisen deines Umfelds ausgesetzt bist, versuche, ruhig über deine Situation nachzudenken. Versuche, nicht zu hart mit deinen Mitmenschen ins Gericht zu gehen, auch wenn von dir nicht erwartet werden kann, dass du in deiner Situation auf andere Rücksicht nimmst. Aber: Meist ist die allgemeine Unsicherheit und Überforderung im Umgang mit dem Tod und die Angst, etwas Falsches zu sagen oder zu tun, schuld daran. Vielleicht ist es dir möglich, deine Bedürfnisse klar zu äußern und deinen Mitmenschen so einen Teil ihrer Unsicherheit und Angst zu nehmen. Möglicherweise können so auch wertvolle Begegnungen für alle Betroffenen stattfinden.

Infofolder für Angehörige und Freunde von Trauernden

Auf meiner Website findest du einen Folder, der Informationen, Tipps und No-Gos für das Umfeld von Trauernden beinhaltet. Du kannst ihn an deine Mitmenschen weitergeben, wenn dir die Worte und die Kraft für Erklärungen fehlen, du dich jedoch nicht verstanden und unterstützt fühlst.

Bei Trauer handelt es sich um einen natürlichen Vorgang. Trauer ist keinesfalls als Krankheit anzusehen. Sie ist eine selbstverständliche Reaktion auf einen (drohenden) Tod. Die Begleitung eines schwer kranken Kindes ist mit großen Anstrengungen verbunden. Manchmal überwiegt nach dem Tod des Kindes die Erleichterung – auch das ist normal, deswegen muss man keine Schuldgefühle haben. Trauerprozesse sind sehr individuell und dauern unterschiedlich lang. Man muss mit der Trauer leben lernen.

Ein Phänomen in dieser Zeit ist die „Trauer-Demenz". Der Körper stellt in dieser extremen Zeit ein Drittel seiner Funktionen ein, um den Verlust bewältigen zu können. Dies kann zu Konzentrationsschwierigkeiten, einem Aufmerksamkeitsdefizit und Vergesslichkeit führen.

Trauer hat viele Gesichter und ist emotional etwas Großes. Trauernde können deshalb möglicherweise selbstbezogen, egoistisch und anspruchsvoll auf andere wirken. Der Grund dafür ist, dass sich die Psyche und auch der Körper auf das Überleben dieser Krise konzentrieren. Denn Trauer ist eine große Lebenskrise!

Im ersten Jahr nach dem Verlust eines Kindes kommen viele herausfordernde „erste Male" auf einen zu: die ersten Feiertage, die ersten Geburtstage, der erste Mutter- und Vatertag und schlussendlich der erste Todestag des Kindes. Es ist hilfreich, sich auf die kommenden „ersten Male" gedanklich vorzubereiten und sich zu überlegen, wie man sie gestalten möchte und was man selbst braucht.

Sprich mit deinen Lieben, wie du den ersten Todestag deines Kindes gestalten möchtest, was du benötigst und wie man dir zur Seite stehen kann.

Nach einer gewissen Zeit wird erwartet, dass man wieder am normalen Alltag teilnimmt und „normal" funktioniert. Das ist schwer, denn das Leben ist nicht mehr so, wie es vor dem Verlust war. Es ist anders und wird es auch bleiben. Der Tod eines Kindes wird immer ein Teil des Lebens sein und einen begleiten. Nun geht es darum, einen Weg zu finden, auch mit diesem Anteil ein gutes und schönes Leben zu führen.

PERSÖNLICHES WACHSTUM UND REIFE

Die meisten Eltern schaffen es, den Tod des eigenen Kindes psychisch zu verwinden. Auch wenn es zunächst schwer vorstellbar ist, können viele Betroffene nach einer gewissen Zeit eine positive Entwicklung für sich selbst feststellen und mit positiveren Gefühlen auf diese schweren Erfahrungen zurückblicken. Sie registrieren möglicherweise neue Sichtweisen, neue Einstellungen, haben wertvolle Erinnerungen an intensive Erfahrungen und Erlebnisse mit ihrem Kind und fühlen ganz besonders ihre unendliche Liebe zu ihrem Kind.

Viele sind froh darüber, dass sie ihr Kind gut begleiten konnten. Manche spüren, wie ihr Kind weiter bei ihnen ist. Manche haben während dieser schweren Zeit besondere Freundschaften geschlossen. Die Erkrankung bzw. der Tod des Kindes ist bisweilen sogar der Grund dafür, dass neue (Lebens-)Wege eingeschlagen werden, die man sonst nie kennengelernt hätte, wie z. B. das Gründen einer Selbsthilfegruppe oder eines Vereines, um andere Menschen in ähnlichen Situationen zu begleiten und zu unterstützen. Oft sind neue berufliche Tätigkeiten oder auch Ausbildungen ein hilfreicher Weg in eine Zukunft.

Mögliche Wege, um mit der Trauer umzugehen

Du vermisst dein Kind bestimmt unbeschreiblich! Du kannst stolz sein auf dein Kind, auf den Einfluss, den er oder sie auf dich und andere hatte. Und du darfst auch stolz auf dich selbst sein, dies alles geschafft und dein Kind in dieser Zeit begleitet zu haben.

Folgendes kann dir helfen, mit deiner Trauer umzugehen. Wähle das aus, was sich hilfreich und stimmig für dich anfühlt:

- Halte die Erinnerungen an dein Kind wach. Erzähl von deinem Kind und sieh dir Fotos und Videos an.
- Behalte ein Erinnerungsstück an dein Kind bei dir. Du kannst es bei dir tragen oder z. B. in dein Bett legen – alles, was dir guttut, ist erlaubt.
- Nimm dir ausreichend Zeit für deine Trauer. Nur du kannst spüren, was dir guttut.
- Erlaube dir alle deine Gefühle und gehe achtsam und nachsichtig mit dir um. Wut, Zorn und Schuldgefühle sind normal, genauso wie Freude, Spaß und auch Erleichterung. Akzeptiere die Gleichzeitigkeit unterschiedlichster Gefühle und bewerte sie nicht. Lass auch Freude und Leichtigkeit zu. Du darfst weinen und lachen zugleich, traurig und fröhlich sein. Das ist okay und ganz normal.
- Sei geduldig mit dir. Trauer bricht manchmal in Momenten durch, in denen du nicht darauf vorbereitet bist bzw. damit rechnest. Nimm dir die Zeit und den Raum, die du benötigst, um damit umzugehen.
- Überleg dir, ob du schnell wieder arbeiten möchtest oder möglicherweise noch nicht bereit dazu bist. Ist dein Job jetzt Ablenkung oder Belastung? – Das kannst nur du spüren!
- Hör auf deine Intuition – nur du selbst weißt, was dir in diesem Moment guttut. Und wenn sich dieses Gefühl ändert, darfst du deine Meinung auch wieder ändern.
- Achte auf deine Ernährung. Dein Körper und deine Psyche leisten Schwerstarbeit – versorge sie mit nahrhaften Lebensmitteln, um sie in diesem Prozess zu unterstützen.

- Auch dein Hormonhaushalt gerät durch diese Stress- und Belastungssituation möglicherweise aus dem Gleichgewicht. Versuche, dies mithilfe von Ernährung, Sport und komplementären Methoden auszubalancieren.
- Mach Dinge, die dir Freude bereiten. Dein Leben darf neben all der Trauer auch schön sein, das ist kein Betrug an deinem Kind.
- Manchen verwaisten Eltern hilft Aktivität mit den Händen, um ihre Trauer zu bearbeiten. Vielleicht findest du im kreativen Gestalten etwas, das dir bei der Trauerbewältigung hilft, wie z. B. Töpfern, Nähen, Malen, Schnitzen oder Ähnliches.
- Andere verwaiste Eltern finden Ausgleich im Sport bzw. durch körperliche Tätigkeiten, wie z. B. Laufen, Yoga, Wandern, Tanzen, Schwimmen oder Ähnliches.
- Lass dir deine Art zu trauern nicht von außen vorschreiben. Hör auf deine Bedürfnisse und spür in dich hinein. Nur du selbst weißt, wie es dir geht.
- Akzeptiere deinen individuellen Trauerprozess. Trauer hat kein Ablaufdatum und keinen Zeitpunkt, wann sie vorbei sein muss.
- Vertraue dir und gib dir Zeit. Vertrau darauf, dass du Wege finden wirst, die Trauer in dein Leben zu integrieren und damit umzugehen.
- Sprich über deine Trauer. Damit schlägst du eine Brücke über die Unsicherheit, Sprachlosigkeit und Angst hin zu deinem Umfeld und gibst einen ehrlichen Einblick in deine innere Welt.
- Sag deinem Umfeld, was du brauchst und wie dir deine Verwandten, Freunde und Kollegen helfen können. Auch sie sind betroffen und meist hilflos und verunsichert. Nimm ihre Hilfe auch an.
- Setze Grenzen deine Zeit betreffend. Wenn du Zeit für dich benötigst, nimm sie dir.
- Tausch dich mit anderen verwaisten Eltern aus. Im Gespräch mit ihnen kannst du vielleicht besonderes Verständnis und Verbundenheit finden.
- Hol dir professionelle Unterstützung, wenn du das Gefühl hast, von deinen Gefühlen oder mit der Situation überfordert zu sein.

Auf meiner Website finden sich Adressen und Anlaufstellen, die professionelle Hilfe und Unterstützung in diesem Prozess anbieten.

ANHANG

INFORMATIONEN ZU DEN THEMEN KRISE, PSYCHOTRAUMA UND TRAUER

Krankheitsbewältigung ist eine prozesshafte, häufig unbewusste Adaptierung und Neuorientierung an einer veränderten Lebenssituation, ausgelöst durch eine Ausnahmesituation bzw. potenziell traumatisierende Erfahrung und deren Folgen. Sie betrifft den verstandesmäßigen (kognitiven), den gefühlsmäßigen (emotionalen) und den Verhaltensbereich. Im Folgenden werden Begriffe, Reaktionen und Verhaltensweisen, die für das Verständnis dieses Prozesses hilfreich sein können, angeführt und kurz erklärt. Dies dient lediglich als Erklärung und stellt keine Diagnosen dar. Bei konkreten Fragen und Unklarheiten sollte eine Fachperson kontaktiert werden.

BEGRIFFSERKLÄRUNGEN

KRISE

Eine psychische Krise bedeutet den Verlust des seelischen Gleichgewichts. Die zur Verfügung stehenden Möglichkeiten und Ressourcen reichen zur Bewältigung der Ereignisse oder neuen Lebensumstände nicht mehr aus. Auch früher erworbene Fähigkeiten oder bislang bewährte Hilfsmittel versagen. (Hausmann, 2016)

Traumatische Krisen werden durch ein plötzlich auftretendes Ereignis ausgelöst, das generell als schmerzlich empfunden wird, wie z. B. der Verlust oder Tod eines nahestehenden Menschen, ein Unfall oder eine plötzliche schwere Krankheit. Traumatische Krisen verlaufen gewöhnlich in vier Phasen: Schock-, Reaktions-, Bearbeitungs- und Neuorientierungsphase. Angehörige können durch die Nachricht oder Details eines Notfalls und seiner Folgen in eine traumatische Krise geraten. (Hausmann, 2016)

SYMPTOME EINER PSYCHISCHEN KRISE

Folgende Symptome werden in der Literatur mit einer psychischen Krise in Verbindung gebracht und können sehr individuell, je nach situativen und konstitutionellen Faktoren, variieren: Aufregung, erhöhte Anspannung, Nervosität, Schlaflosigkeit, Panikgefühle, Unsicherheit, Ängstlichkeit, Hilflosigkeit und Hoffnungslosigkeit, Erregung, affektive Turbulenz, die sich mit Apathie abwechselt, Erschütterung, tiefste Verzweiflung, Wut, Trauer, Feindseligkeit, Besorgnis um Veränderungen der Lebensumstände, Furcht vor unklaren Folgen, Irritation, (Auto-)Aggressivität, Depressivität, Unzulänglichkeitsgefühl, Depersonalisations- und Derealisationserscheinungen, wahnhafte Projektionen oder Halluzinationen.

Auch im Erscheinungsbild können Phänomene erkennbar sein. Die Körperhaltung ist verkrampft und angespannt, man hat kalte Hände und Füße oder neigt zu vermehrtem Schwitzen. Der Gesichtsausdruck kann angespannt sein und die Pupillen erweitert, vermehrte Zungenbewegungen oder Grimassieren können vorkommen. Die Sprache zittert oder ist verlangsamt. Es wird stotternd oder nuschelnd, unterbrochen durch lange Pausen gesprochen. Manche Menschen sind stumm, andere wieder sehr gesprächig. Die Bewegungen wirken erregt, fahrig, ziellos, verlangsamt oder zitternd.

Zusätzlich können schwere somatische Begleiterscheinungen auftreten, wie Störungen bei der Atmung (Hyperventilation, Dyspnoe, Asthma), Störungen im Herz-Kreislauf-System (Tachykardie, Blutdruckerhöhung, lokale Durchblutungsveränderungen), Störungen bei der Verdauung (Diarrhoe, Obstipation), Störungen im Urogenitalsystem (Miktionsstörungen, Menstruationsstörungen), dermatologische Störungen (Ekzeme, Psoriasis), muskuläre und neurologische Störungen (Rücken- oder Kopfschmerzen) und Störungen des Immun- und Hormonsystems (allgemeine Resistenzverminderung, Infektbereitschaft, Erschöpfung). (Ihle, 2008)

PSYCHOTRAUMA

Ein psychisches Trauma ist ein Ereignis, das als entsetzlich bzw. äußerst bedrohlich erlebt wird, dazu kommt subjektive Hilflosigkeit und schutzlose Preisgabe gegenüber der Bedrohung. Der Betroffene wird in seinem Selbst- und Weltverständnis massiv erschüttert und fühlt ein unmittelbares Ungleichgewicht zwischen der erlebten Gefahr und den eigenen Handlungs- und Bewältigungsmöglichkeiten. Ein traumatisches Ereignis bewirkt eine gravierende psychische Verletzung und kann zu einer Reihe von psychischen Störungen führen. (Hausmann, 2016)

Traumata haben meist mit dem Tod oder mit Todesangst zu tun. Die existenzbedrohende Angst um unsere Lieben oder der Tod eines geliebten Menschen ist mit Sicherheit das Schlimmste, was einem passieren kann. Doch für Eltern gibt es noch eine Steigerungsform: Nicht ihr eigenes Leben ist gefährdet, sondern das Leben ihres Kindes. Dies macht Eltern besonders angreifbar und verwundbar. Die Trauer um das eigene Kind gehört wohl zu der Form von Trauer, die am schwersten belastet. Der Tod des eigenen Kindes wird nicht als „natürlich“ angesehen, denn die nächste Generation ist für das Weiterleben bestimmt. Ist der Tod auch noch plötzlich und gewaltsam, kann er in den Hinterbliebenen ein zusätzliches Trauma auslösen.

Häufig werden die anfänglichen Beschwerden und die Folgen eines traumatischen Ereignisses schnell als Krankheit angesehen. Doch alle Auffälligkeiten und Beschwerden in den ersten Wochen oder Monaten sind als normale Reaktion auf nicht-normale Ereignisse anzusehen, egal wie ungewöhnlich und heftig die Auffälligkeiten erscheinen mögen. Die betroffene Person darf sich nach solch einem Ereignis schlecht fühlen. Es gibt kein Richtig oder Falsch und es handelt sich hier um keine Krankheit. Nicht der Betroffene ist „verrückt“, sondern das Ereignis, das erlebt wurde. Häufig findet auch ein Wechsel der Befindlichkeiten statt, wie eine Pendelbewegung: Es geht einem schlecht, dann wieder gut und kurz darauf wieder schlecht.

TRAUER

Trauer ist ein Zustand, nicht nur ein Gefühl. Man ist „in Trauer“. Traurig-Sein ist dabei nur eines von unzähligen Gefühlen, die ein Trauernder durchlebt. Viele Trauernde sind manchmal gar nicht traurig, sondern wütend oder verzweifelt. Trauer ist ein Zustand, der längere Zeit andauern, sehr tief gehen und auch ein Leben lang bestehen kann, ohne dass der Trauernde durchgehend traurig sein muss. Trauer verläuft im Gegensatz zu Traurigkeit nicht linear mit einem Beginn und einem Ende, sondern in Wellen oder Zyklen. Einen Tag kann es dem Trauernden sehr gut gehen und am nächsten plötzlich wieder sehr schlecht.

TRAUER UND PSYCHOTRAUMA

Trauer und Trauma sind unterschiedliche Zustände, die sich überlappen können. Die Reaktionen und Symptome sind nicht immer leicht voneinander zu unterscheiden. Das macht es manchmal schwer, richtig damit umzugehen. Besonders bei einem plötzlichen Todesfall kann es vorkommen, dass Hinterbliebene traumatisiert sind und trauern. Wichtig ist hier jedoch, zu bedenken, dass nicht jeder Trauernde traumatisiert ist und nicht jeder Traumatisierte trauert. Ist ein Trauernder stark traumatisiert und hat er sich zu seinem Schutz eine starke Vermeidungshaltung angeeignet, kann dies dazu führen, dass diese Person keinem Trauerritual beiwohnen kann. Eine solche Trauer wird anders verlaufen als ein Trauerprozess ohne Trauma und kann möglicherweise zu einer komplizierten Trauer führen.

UMGANG MIT KRISENSITUATIONEN

KOHÄRENZERLEBEN

Kohärenzerleben ist ein psychischer Faktor, welcher in der Bewältigung kritischer Lebensereignisse und schwerer Belastungen eine wesentliche Rolle spielt. Das Kohärenzerleben ist die Art und Weise, mit der eine Person das eigene Leben und Handeln als innerlich zusammenhängend (kohärent) erlebt, das heißt als verstehbar, beeinflussbar und sinnvoll. Die Stärke der Ausprägung des Kohärenzerlebens ist ausschlaggebend für den Umgang mit Extrembelastungen, Notfällen und kritischen Ereignissen. Um die Stressoren gut bewältigen zu können, wählt die Person im Allgemeinen die jeweils besten Coping-Strategien.

Das Kohärenzerleben spielt im Umgang mit einer Krise, die Eltern bei einem Aufenthalt ihres Kindes auf der PICU erleben, eine große Rolle. Verstehbarkeit, Handhabbarkeit und Bedeutsamkeit (Sinnhaftigkeit) stellen in der positiven Verarbeitung und Integration des Erlebten eine wichtige Ressource dar und fördern adäquates Coping. (Hausmann, 2010)

RESSOURCEN

Ressourcen sind alle Faktoren, auf die eine Person Zugriff hat, um mit einer schwierigen Situation umzugehen. Im günstigsten Fall kann man während einer akuten Belastung persönliche Ressourcen mobilisieren und auf Bewältigungsfaktoren aus der Vergangenheit zurückgreifen. Dazu gehört eine hohe Selbstwirksamkeit. Wer sich selbst und sein Leben als verstehbar, in realistischem Maße kontrollierbar und sinnhaft wahrnimmt, kann eine traumatische Belastung eher verarbeiten und einordnen. Die Fähigkeit, nicht vermeidend, sondern aktiv Belastungen entgegenzutreten und sich mitteilen zu können, spielt neben der Verfügbarkeit sozialer Unterstützung eine wesentliche Rolle. Die persönliche Ressourcenaktivierung bzw. ihre therapeutische Mobilisierung entspricht einem gesundheitsförderlichen Denken. Die Möglichkeit, über das Erlebte zu sprechen, kann als wirksamer Schutz im Traumatisierungsprozess verstanden werden. Wir können Traumatisierungen nicht vollständig aus unserem Leben entfernen. Was wir jedoch tun können, ist, unsere Widerstandskräfte zu stärken. Kennt man die eigenen Ressourcen, kann man diese gezielt zur Stärkung der Resilienz einsetzen.

COPING

Coping beschreibt alle Anstrengungen von Betroffenen, mit bestehenden oder erwarteten Belastungen umzugehen und Probleme zu lösen. Im Laufe ihres Lebens entwickeln Menschen Coping-Strategien, die ihnen helfen, schwierige Situationen aufzufangen, auszugleichen und zu bewältigen.

Grundsätzlich werden drei Coping-Stile unterschieden: der problemorientierte, der emotionsorientierte und der vermeidende Stil. Im Zusammenhang mit traumatischen Ereignissen und Notfallsituationen hat sich vor allem das problemorientierte Coping als hilfreich erwiesen, da damit Belastungssymptome reduziert werden. Emotionsorientierte und vermeidende Strategien hingegen werden mit erhöhten posttraumatischen Symptomen in Verbindung gebracht.

Die Anwendung und Umsetzung der beschriebenen Bewältigungsstrategien ist etwas sehr Persönliches und immer auch abhängig von Alter, Geschlecht, Herkunft, soziökonomischem Status, vorangegangenen Krisenerfahrungen, der Umwelt des Betroffenen und der zugänglichen Unterstützungsangebote. (Hausmann, 2016)

RESILIENZ

Resilienz bzw. Widerstandsfähigkeit meint die Fähigkeit, auch sehr enttäuschende, erschöpfende, belastende oder traumatische Lebenssituationen angemessen zu bewältigen und trotz pathogener Umstände und Ereignisse psychisch und körperlich gesund zu bleiben. Dabei handelt es sich jedoch nicht um stabile Immunität negativen Lebensereignissen gegenüber, sondern um einen dynamischen und „elastischen" Prozess, in dem angeeignete Bewältigungs- und Anpassungsstrategien trotz schwieriger Umstände aktiviert werden. Wer sich mit einer Notfallsituation oder einem traumatischen Ereignis konfrontiert sieht, versucht mit den ihm zur Verfügung stehenden Möglichkeiten, die Situation und ihre Auswirkungen in irgendeiner Weise zu meistern. Dieser Prozess hängt von der Verfügbarkeit und Nutzung verschiedener Ressourcen ab, wie individuell-biologischen Faktoren, sozialer Unterstützung, Kohärenzerleben, hilfreicher Coping-Stile oder existenzieller Einsichten. (Hausmann, 2009)

POSTTRAUMATISCHES WACHSTUM

Manche Angehörige zeigen im Angesicht eines traumatischen Ereignisses nicht nur negative Reaktionen und Folgen, sondern können auch eine positive Anpassung und persönliche Veränderungen erleben. Diese Weiterentwicklung, die manche Menschen nach einer traumatischen Erfahrung erleben, wird mit dem Begriff „Posttraumatic Growth" beschrieben. Das Erlebte wird dadurch nicht gut, aber es wird in etwas Gutes umgewandelt.

Manche Eltern berichten von positiven Veränderungen nach einem traumatischen Ereignis: z. B. das Neuordnen von zentralen Werten, neue Einstellungen und Perspektiven im Leben, das Bewusstwerden der eigenen Bewältigungsstrategien und -möglichkeiten, eine Verbesserung der Beziehung zu Familie und Freunden, Gefühle des Stolzes darüber, die schwierige Aufgabe gemeistert zu haben oder eine Steigerung ihres Selbstbewusstseins.

Menschen verfügen über erstaunliche Selbstheilungskräfte und Regenerationsmöglichkeiten. Es ist entscheidend, ob ein Gleichgewicht hergestellt werden kann zwischen den vorhandenen Ressourcen und Bewältigungsmöglichkeiten einerseits und den erlebten Traumatisierungen andererseits.

MÖGLICHE FOLGEN VON KRISENSITUATIONEN

AKUTE BELASTUNGSREAKTION (ABR)

Eine ABR ist ein vorübergehender Symptomkomplex, der sich bei einem psychisch nicht manifest gestörten Menschen als Reaktion auf eine außergewöhnliche physische oder psychische Belastung entwickelt und der generell innerhalb von Stunden oder Tagen wieder abklingt. Organische Beeinträchtigungen oder körperliche Erschöpfung erhöhen das Risiko, nach einem traumatischen Ereignis diese Symptome zu entwickeln. Es muss ein direkter und klarer zeitlicher Zusammenhang zwischen der ungewöhnlichen Belastung und dem Symptombeginn vorliegen. Die Reaktionen beginnen sofort oder innerhalb von Minuten. Die akute Belastungsreaktion ist die nicht anhaltende pathologische Reaktion auf eine potenziell traumatische Belastungssituation. Es handelt sich um eine normale Reaktion auf ein nicht-normales Ereignis. Meist klingen diese Symptome innerhalb von ein bis zwei Tagen wieder ab.

Ein Zusammenhang zwischen der Schwere der Krise und der erlebten akuten Belastungsreaktion ist gegeben. Vermeidungsverhalten wie reduziertes Bewusstsein, verzerrtes Zeiterleben, Verleugnung, Amnesie und emotionale Taubheit sowie passive Reaktionen und das Gefühl des Kontrollverlustes erhöhen das Risiko für Langzeitfolgen. (Hausmann, 2016)

AKUTE BELASTUNGSSTÖRUNG (ABS)

Im Gegensatz zur akuten Belastungsreaktion, welche auf Betroffene weniger stigmatisierend wirkt, werden Symptome, die nach einer Traumatisierung auftreten, unter dem Begriff akute Belastungsstörung (ABS) zusammengefasst und können bis zu vier Wochen anhalten.

Die Person hat Ereignisse beobachtet oder erlebt, die den drohenden oder tatsächlichen Tod der eigenen Person oder anderer Personen beinhalten. Auch eine ernsthafte Verletzung oder Gefahr der körperlichen Unversehrtheit kann dies auslösen. Dazu kommt das subjektive Erleben von intensiver Furcht, Entsetzen und Hilflosigkeit. Häufige Symptome sind in der Folge: Dissoziation (emotionale Taubheit, Losgelöstsein oder Fehlen emotionaler

Reaktionsfähigkeit, Beeinträchtigung der bewussten Wahrnehmung der Umwelt, Derealisation, Depersonalisation, dissoziative Amnesie), Wiedererleben des traumatischen Ereignisses (Bilder, Gedanken, Träume, Illusionen), Vermeidungsverhalten, Hyperarousal (Schlafstörungen, Reizbarkeit, Konzentrationsschwierigkeiten, übertriebene Schreckreaktion, motorische Unruhe) und Angst. (Gerngroß, 2015)

ANPASSUNGSSTÖRUNG

Eine Anpassungsstörung kann durch Ereignisse ausgelöst werden, die keine traumatische Qualität aufweisen, sozusagen unterhalb der Traumaschwelle liegen. Dabei handelt es sich um Zustände von subjektivem Leiden und emotionaler Beeinträchtigung. Sie behindern soziale Funktionen und Leistungen und treten während des Anpassungsprozesses nach einer entscheidenden Lebensveränderung, nach einem belastenden Lebensereignis oder nach einer schweren körperlichen Krankheit auf. Man geht davon aus, dass die Störung ohne die Belastung nicht entstanden wäre. Die Symptome beginnen normalerweise innerhalb eines Monats nach dem belastenden Ereignis oder der Lebensveränderung und halten meist nicht länger als sechs Monate an. (Hausmann, 2016)

POSTTRAUMATISCHE BELASTUNGSSTÖRUNG (PTBS)

Bei den meisten Betroffenen verschwinden die Beschwerden mit der Zeit. Bleiben die Symptome jedoch über einen längeren Zeitraum (Wochen oder Monate) bestehen und führen zu erheblichen Beeinträchtigungen, besteht die Gefahr einer Chronifizierung. Es kann zur Ausprägung einer Posttraumatischen Belastungsstörung (PTBS) oder einer anderen Traumafolgestörung kommen, die anhaltend zu gesundheitlichen Einschränkungen führen kann.

Die PTBS ist eine verzögerte oder verlangsamte Reaktion auf ein belastendes Ereignis oder eine Situation außergewöhnlicher Bedrohung oder katastrophalen Ausmaßes, die bei fast jedem eine massive Verstörung hervorrufen würde. Gewöhnlich kommt es zu einem Zustand unbewusster Übererregbarkeit mit Erhöhung der Anspannung und einer übermäßigen Schreckhaftigkeit. Meist tritt bei einer PTBS die Übererregbarkeit als Zeichen der anhaltenden Stress- und Alarmreaktion auf.

Eine PTBS zeigt sich in Form von Schlafstörungen, Überwachsamkeit, Schreckhaftigkeit, Reizbarkeit und Konzentrationsstörungen. Neben dem geistigen Wiedererleben der traumatischen Situationen, dem Vermeidungsverhalten und der anhaltenden Übererregung kommt es oft zu Symptomen wie Angst, Depression, Schmerz, Zwänge, Essstörungen oder Suchtverhalten. Die genannten Symptome können sich zu eigenständigen Störungen weiterentwickeln und zu zusätzlichen Einschränkungen führen, was den Leidensdruck nochmals erhöht. (Gerngroß, 2015; Hausmann, 2016)

POST-INTENSIVE CARE SYNDROME (PICS), POST-INTENSIVE CARE SYNDROME FAMILY (PICS-F) UND POST-INTENSIVE CARE SYNDROME IN PEDIATRICS (PICS-P)

Das Post-Intensive Care Syndrome ist ein Symptomkomplex, der erstmals 2010 definiert wurde. Es umfasst physische, kognitive und psychische Folgen eines langen Intensivaufenthaltes, wie z. B. eingeschränkte Mobilität und Beweglichkeit, Muskelschwäche, Gedächtnisverlust, Konzentrationsschwierigkeiten, Depression, PTBS, Angststörung oder komplizierte Trauer. Treten diese Symptome als Folge eines Intensivaufenthaltes eines nahen Angehörigen auf, wird von einem Post-Intensive Care Syndrome Family (PICS-F) gesprochen. Das PICS-F stellt laut Studien kein kurzfristiges Phänomen dar, sondern hat langfristige Folgen.

Risikofaktoren für das PICS-F sind die Aufenthaltsdauer auf der Intensivstation, Informationsmangel, Kommunikationsschwierigkeiten mit dem medizinischen Personal, junges Alter der Angehörigen oder des Patienten, niedriges Einkommen, bereits bestehende Medikamenteneinnahme, Selbstversorgungsdefizite und vorwiegend allein beim Patienten verbrachte Zeit.

Symptome eines PICS-F sind Angst, akute Belastungsstörung (ABS), Posttraumatische Belastungsstörung (PTBS), Depression und komplizierte Trauer. Diese können sich äußern durch erhöhte Angst, zunehmende depressive Symptome, gedämpfte Ängste generell bzw. speziell bei Krankenhausaufenthalten,

Schlaflosigkeit und Albträume, überdurchschnittliche Müdigkeit, sich aufdrängende negative Gedanken, Flashbacks (unvermitteltes Wiedererleben von erfahrenen Situationen als wären sie Realität), emotionale Auslöser in Verbindung mit Krankenhausaufenthalten, welche möglicherweise zu Panikattacken und Dissoziation führen, Vermeidungsverhalten, Gedächtnis- und Konzentrationsschwierigkeiten, Unfähigkeit, Quellen der Freude im Leben zu finden, erhöhte Schreckhaftigkeit, verlängerte oder komplizierte Trauer, Entwicklung von chronischen Krankheiten, angespannte Familiendynamik und gestörte Beziehungen.

Zahlreiche Studien belegen mittlerweile, dass zahlreiche der genannten Symptome auch bei Kindern nach einer intensivmedizinischen Versorgung auftreten können. Dieser Symptomkomplex wird PICS-p (Post-Intensive Care Syndrome in pediatrics) genannt.

Symptome bei Kindern können sein: Aufmerksamkeitsdefizit, Lernschwierigkeiten, PTBS, Traurigkeit, Depression, Ein- und Durchschlafschwierigkeiten, Verhaltensveränderungen oder -auffälligkeiten, Bewegungseinschränkungen, Ernährungsprobleme, Atemschwierigkeiten und Seh- und Hörschwäche. (Needham et al., 2012)

SEKUNDÄRE TRAUMATISIERUNG

Nicht nur direkt erlebte Ereignisse können traumatisieren, auch indirekt erlebte Situationen können schwer belasten. Das Wissen um ein traumatisches Ereignis, welches eine andere Person erlebt hat, kann zu einer sekundären Traumatisierung führen. Insbesondere starkes Mitgefühl oder unbewusste Identifizierung können dies hervorrufen, jedoch führt auch der intensive Kontakt zum Opfer und die Kenntnis von Einzelheiten zur traumatisierenden Situation dazu, dass der Selbstschutz und die innere Abgrenzung schwieriger werden. Das kann zu Verhaltensänderungen, emotionaler Erschöpfung, Änderungen im Selbst- und Weltbild und psychischen Symptomen führen und in weiterer Folge sogar zu einer sekundären PTBS. (Hausmann, 2016)

DANKE!

MOMENTE AHNEN OFT GAR NICHT, WIE WERTVOLL SIE SIND! DAS GLEICHE GILT AUCH FÜR MENSCHEN!

DANKE an alle Kinder und Eltern, die ich auf der PICU auf ihrer Reise begleiten und ein Teil ihres Weges sein durfte. Danke für euer entgegengebrachtes Vertrauen, den Vertrauensvorschuss, ohne einander zu kennen. Unsere gemeinsame Zeit war manchmal auch ein Wechselbad der Gefühle. Danke für eure Offenheit, mich an euren Gefühlen teilhaben zu lassen, an eurer Freude und auch Trauer. Wir konnten weinen, aber auch gemeinsam lachen. Niemand kann die ganze Zeit traurig sein, die Seele braucht auch Zeit zum Durchatmen. Danke für eure Freundschaften, den Respekt und die Wertschätzung, die ihr mich spüren lasst. Eure Rückmeldungen geben mir Kraft und Mut, weiter auf dieser Station zu arbeiten und für und mit euch zu kämpfen.

Ich arbeite mit einem ganz besonderen Pflege- und Ärzteteam zusammen. Kompetenz, Charakter, Teamgeist, Freundschaft und Humor – die fünf wichtigsten Eigenschaften, die uns ausmachen. Ich DANKE euch allen, dass wir gemeinsam lachen, kämpfen, scheitern, begleiten, weinen, uns motivieren, lernen, für gute Stimmung und Geborgenheit sorgen, uns aushalten, uns fordern und fördern und uns unterstützen und tragen. Ich denke, nein, ich bin überzeugt, wir sind ein ganz besonderes Team. Auch Rückmeldungen von Eltern bestätigen das. Wir sind das INTENSIV-DREAMTEAM! Aber wir sind nicht „nur" ein Team – wir sind eine Familie, mein zweites Zuhause. So wie ihr bei meiner Rückkehr aus der Hospizkarenz geschrieben habt – „Willkommen zu Hause, Carmen!"

DANKE auch an alle Menschen, die sich während und nach dem PICU-Aufenthalt um die betroffenen Eltern und Kinder kümmern, und ihnen dabei helfen, nach dieser Erfahrung wieder zurück ins Leben zu finden und wieder Freude und Leichtigkeit zu empfinden.

DANKE Nadja Eckerstorfer, Schwesterherz, dass du in „meiner IntensivZeit" mit meinem Mann, dieser so notwendige Leuchtturm warst. Die Stabilität und Ruhe, die du durch deine sichere und achtsame Art vermittelst, beeindruckt mich immer wieder. Ich danke dir auch für die Zeit, die du dir genommen hast, um das Entstehen meines Buches zu begleiten. Deine Anregungen und Kommentare waren enorm hilfreich und auflockernd und im Austausch mit dir finde ich zurück auf meinen Weg. Du stabilisierst, konzentrierst, strukturierst und motivierst. Wir sind so unterschiedlich und doch so gleich. Ich danke dir für unsere Gespräche, unsere Leichtigkeit, unser „einander Ergänzen" und unser gemeinsames Wachsen. sister-kiss

DANKE Mama und Papa, für das Bewusstsein über die Bedeutung und das Legen der Weichen durch eine fundierte und wertvolle (Aus-)Bildung und eure Unterstützung und Wertschätzung meines beruflichen Weges. Ich danke euch fürs Vorleben von wichtigen Werten, die heute mein Leben und Handeln prägen und für eure Offenheit und Bereitschaft, mit uns, euren Kindern, zu wachsen. Ich danke euch auch besonders für euer stets offenes Ohr, wenn ich meine Erlebnisse und Erfahrungen erzählen und teilen musste, um sie verarbeiten zu können.

DANKE Carmen Puchinger, meine wiedergefundene Freundin. Wir sind der Beweis, dass Freundschaften auch viele Jahre ohne Kontakt überstehen können und es sich sofort wieder so anfühlt, als hätte man erst gestern miteinander gesprochen. Deine positive Art hat mir so viel Energie und Rückhalt gegeben in meiner intensiven Zeit und du warst immer für mich da! Dein Humor, unser gemeinsamer Lacher – er schwingt gerade in meinen Ohren, aber auch die tiefsinnigen Gespräche und die Reflexion mit dir tun meiner Seele gut. Du bist meine WÖD-FREINDIN!

DANKE Dieter Furthner, Furthi. In einer Zeit, in der ich verzweifelt war, warst du mein Fels in der Brandung, nicht nur durch deine medizinische Kompetenz. Du hast mir Halt gegeben als ich nicht mehr wusste, ob ich das schaffe und hast mich zum richtigen Zeitpunkt fest umarmt. Du bist der Mensch gewesen, den man in solch einer Situation dringend an seiner Seite braucht. Und du bist bei vielen so wichtigen und entscheidenden Momenten involviert gewesen – dafür danke ich dir aus tiefstem Herzen!

DANKE an alle, die mich gestützt und gestärkt haben in einer Zeit, die mich sehr herausgefordert hat. Ich danke allen Menschen, die ich während meinem INTENSIVLEBEN kennenlernen durfte und allen, die mir auf ihre ganz besondere Art und Weise zur Seite gestanden sind und mich jeder auf ihre und seine

Art und Weise so wundervoll unterstützt hat. „Wer, wenn nicht du, kann das schaffen!" habe ich von einigen gehört. Doch nur mit euch, jedem einzelnen von euch an meiner Seite, konnte ich mein INTENSIVLEBEN so gut meistern und rückblickend sagen, dass diese Zeit ein ganz wunderbares Geschenk für mich ist – jeder einzelne Moment und jeder einzelne Mensch, jede Begegnung. Nur durch eure Hilfe konnte ich diese Ausnahmesituation bewältigen und daran wachsen. Ich durfte auf dieser Reise, in meinem Leben so viele wundervolle, inspirierende, wegweisende und beeindruckende Menschen kennenlernen – manche als Familie, manche als kurze Wegbegleiter, manche als Vorbilder, manche als Lehrer und manche als „Alles in Einem" – als Freunde fürs Leben!

DANKE Verena Lockinger, dass du von einer kompetenten Kollegin zu einer kompetenten und enorm hilfreichen Begleitung im Entstehungsprozess meines Buches geworden bist. Deine Anregungen und Korrekturen haben mich gerettet, wenn ich an Formulierungen und der deutschen Grammatik und Ausdrucksweise zu verzweifeln drohte. Deine motivierenden Worte haben meine selbstkritische Stimme in meinem Kopf durch eine sichere ersetzt und mich bestärkt, dieses Buch zu schreiben und zu veröffentlichen.

DANKE Graciela und Rosa. Danke für euer Vertrauen, euer Öffnen, eure Klarheit, eure Verletzlichkeit, euren MUT. Danke, dass ich von und mit euch so viel lernen durfte und weiter darf. Danke für diese so wertvolle Freundschaft. DANKE Lucas für dein ganz besonderes Strahlen und Wirken.

DANKE auch an meinen Verleger Rudolf Trauner und meine Lektorin Regina Jaschke. Keine Sekunde habt ihr an meinem Buch gezweifelt und mich so durch meine Unsicherheiten und Bedenken getragen. Danke Regina für deine Korrekturen und Vorschläge, für deine investierte Zeit, für dein Einlassen in dieses Thema und für deine Kompetenz, meine umgangssprachlichen Schachtelsätze in verständliche und korrekte Sätze zu verwandeln und so mein Buch in eine saubere Form zu bringen. Durch eure achtsame Begleitung und fachliche Kompetenz kann ich endlich komplett hinter meinem Buch stehen und auch mein innerer Monk zufrieden sein. Ich bin so dankbar, dass ich mit eurer wertvollen Unterstützung mein großes Anliegen, diese Informationen an die betroffenen Eltern weiterzugeben, erfüllen kann. DANKE Lisi für die Vermittlung an diesen so besonderen Verlag!

Ich bin so unendlich beeindruckt von der Achtsamkeit und Leichtigkeit der CliniClowns, ein Gefühl von Geborgenheit und Unbeschwertheit zu vermitteln. Denn oft ist Humor die beste Medizin. Nicht nur für die Kinder und Eltern seid ihr unbezahlbar, sondern immer wieder auch für das Team! Ihr nehmt mit euren Antennen die kleinsten, feinsten Schwingungen und Veränderungen wahr und geht so achtsam darauf ein. Ich danke euch von ganzem Herzen, dass mit euch auch in sehr schwierigen, belastenden Momenten die Leichtigkeit und ein Lächeln den Weg auf unsere PICU und in die anwesenden Herzen finden. Ein großes DANKE an die CliniClowns!

ES SIND DIE BEGEGNUNGEN MIT MENSCHEN,
DIE DAS LEBEN LEBENSWERT MACHEN!

Carmen Eckerstorfer

ANLAUFSTELLEN, UNTERSTÜTZUNGSANGEBOTE UND LITERATURHINWEISE

Meine Website liefert viele nützliche Hinweise in Bezug auf Krankheiten und Behinderungen, psychische Krisen und Ausnahmesituationen, verwaiste Eltern, Kinder auf der PICU und zu den Themen Sterben, Tod und Trauer. Auch speziell für Kinder gibt es viele aktuelle Verweise. Online ist es möglich, alle Informationen regelmäßig zu aktualisieren und zu ergänzen.

Das ist meine Website: www.carmen-eckerstorfer.at

Hier findest du viele aktuelle Informationen, wie z. B.:

- Hinweise zu den im Buch angesprochenen Themen
- Anlaufstellen
- Themenspezifische Literaturangaben
- Filmtipps
- Podcasts
- etc.

Du kannst mich gerne kontaktieren, wenn du konkrete Fragen oder Anliegen hast, aber auch, wenn du Informationen und hilfreiche Links an mich weitergeben möchtest.

LITERATUR, AUF DIE ICH MICH IN DIESEM BUCH BEZIEHE

Gerngroß, J. (2015). *Notfallpsychologie und psychologisches Krisenmanagement.* Schattauer.

Haagen, M. & Möller, B. (2013). *Sterben und Tod im Familienleben. Beratung und Therapie von Angehörigen von Sterbenskranken.* Hogrefe.

Hausmann, C. (2009). *Psychologie und Kommunikation für Pflegeberufe (2. Aufl.).* Facultas.

Hausmann, C. (2010). *Notfallpsychologie und Traumabewältigung. Ein Handbuch (3. Aufl.).* Facultas.

Hausmann, C. (2016). *Interventionen der Notfallpsychologie. Was man tun kann, wenn das Schlimmste passiert.* Facultas.

Ihle, J. (2008). *Pflegerische Krisenintervention.* Facultas.

Kachler, R. (2021). *Traumatische Verluste. Hypnosystemische Beratung und Therapie von traumatisierten Trauernden. Ein Leitfaden für die Praxis.* Carl-Auer-Verlag.

Klass, D. (1997). *The deceased child in the psychic and social worlds of bereaved parents during the resolution of grief.* Death Studies, 21, 147–175. https://doi.org/10.1080/074811897202056

Lammer, K. (2014). *Trauer verstehen. Formen, Erklärungen, Hilfen* (4. Aufl.). Springer.

Lamp, I. & Smith, S. (2007). Trauer und Beratung: Trauer als Beratungsinhalt oder Trauerberatung als eigenes Beratungsfeld? In F. Nestmann, F. Engel & U. Sickendiek (Hrsg.), *Das Handbuch der Beratung. Ansätze, Methoden und Felder. Band 2* (2. Aufl., S. 1139–1150). dgvt-Verlag.

Maio, G. (2014). *Medizin nach Maß? Vom Diktat des Machbaren zu einer Ethik der Besonnenheit*. TRIAS.

Maio, G. (2017). *Mittelpunkt Mensch. Lehrbuch der Ethik in der Medizin* (2. Aufl.). Schattauer.

Needham, D. M. et al. (2012). *Improving long-term outcomes after discharge from intensive care unit. Report from a stakeholders's conference.* Critical Care Medicine, 40 (2), 502–509.

Paul, C. (2021). *Ich lebe mit meiner Trauer. Das Kaleidoskop des Trauerns für Trauernde.* Gütersloher Verlagshaus.

Riches, G. & Dawson, R. (1997). *'Shoring up the walls of heartache'.* Parental response to the death of a child. In D. Field, J. Hockey & N. Small (Hrsg.), *Death, Gender and Ethnicity* (S. 52–75). Taylor & Francis Group.

Schroeter-Rupieper, M. (2022). *LAVIA Lebensweg- und Trauermodell.* https://www.familientrauerbegleitung.de/lavia-trauermodell

Smeding, Rm. & Heitkönig-Wilp, M. (Hrsg.) (2014). *Trauer erschließen. Eine Tafel der Gezeiten.* der hospiz verlag®.

Spitz-Köberich, C., Barth, M. & Spirig, R. (2010). *Eltern eines kritisch kranken Kindes – Welche Erwartungen und Wünsche haben sie an das Team der pädiatrischen Intensivstation?.* Pflege, 23 (5), 299–307.

Worden, J. W. (2018). *Beratung und Therapie in Trauerfällen. Ein Handbuch* (5. Aufl.). Hogrefe.

Znoj, H. (2016). *Trennung, Tod und Trauer. Geschichten zum Verlusterleben und zu dessen Transformation.* Hogrefe.

ÜBER MICH

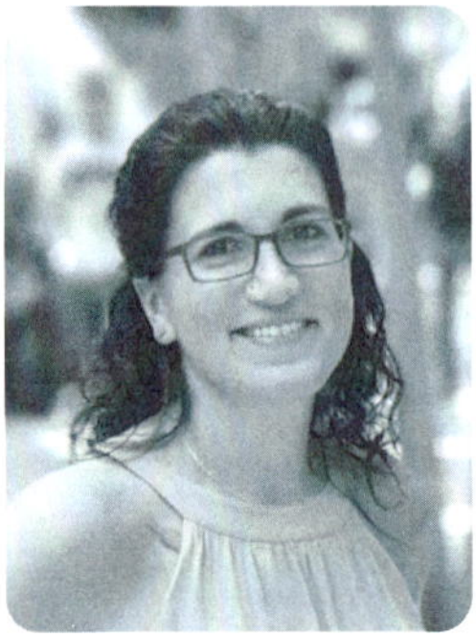

Das Leben hat sehr viele Facetten – in einige durfte ich schon einen Einblick erhalten:

- Tochter, kleine Schwester und große Schwester, Tante, Godi, Freundin, begleitende und betreuende Ehefrau, Stiefmama, Witwe
- Kinderintensivkrankenschwester seit 2006, freiberufliche Kinderkrankenschwester in der mobilen Betreuung seit 2016 und Beratung und Begleitung von Familien in eigener Praxis seit 2021
- Dynamisch & ruhend, organisiert & flexibel, empathisch & bei sich, mutig & gelassen, demütig & gewachsen

Was mich ausmacht …

… meine langjährige Erfahrung als Kinderkrankenschwester auf einer pädiatrischen Intensivstation. In dieser Zeit durfte ich sowohl wundervolle als auch sehr traurige Momente erleben, teilen und begleiten. Doch nicht nur die Kinder liegen mir besonders am Herzen – mein Augenmerk hat sich zunehmend auch auf die begleitenden Angehörigen gerichtet, mit ihren Sorgen, Ängsten, Emotionen und Bedürfnissen.

www.carmen-eckerstorfer.at